Pflege in Einfacher Sprache

Arzneimittel

Dieses Buch gehört

....

....

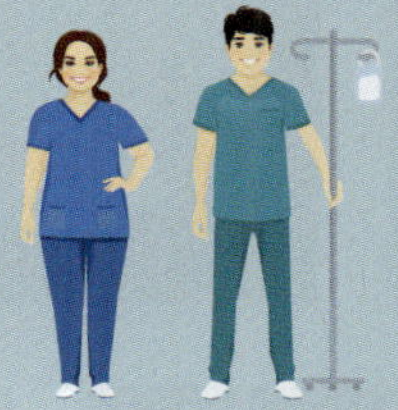

In der Reihe **Pflege in Einfacher Sprache**
gibt es folgende Titel

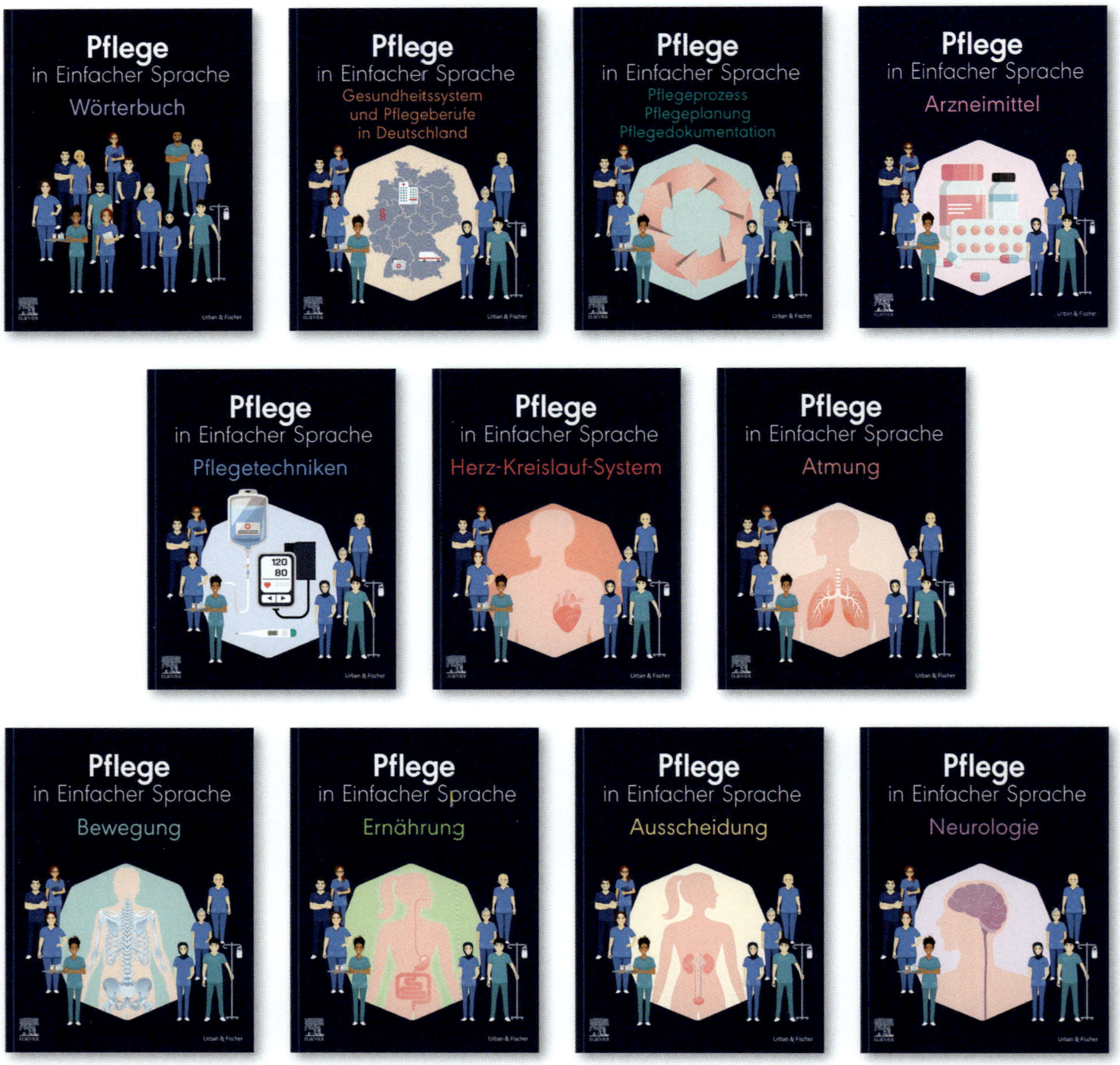

Pflege in Einfacher Sprache

Arzneimittel

Zusammenstellung der Inhalte und Formulierung in Einfacher Sprache:
Verena Müller, Wiesbaden, und Juliane Heidelberger, Badenweiler

Sprachliche Redaktion: Annette Gerstenkorn, Bochum

ELSEVIER

Elsevier GmbH, Bernhard-Wicki-Str. 5, 80636 München, Deutschland
Wir freuen uns über Ihr Feedback und Ihre Anregungen an kundendienst@elsevier.com

ISBN 978-3-437-25269-3 eISBN 978-3-437-06504-0

Aus Gründen der Barrierefreiheit sind die Bilder in elektronischen Ausgaben dieses Buches mit Alt-Text-Beschreibungen (Alternativ-Text) versehen, die von Elsevier bereitgestellt werden. Mehr Informationen erhalten Sie unter https://www.elsevier.com/about/accessibility.

Bücher und Zeitschriften, die von Elsevier veröffentlicht werden, entsprechen den geltenden Produktsicherheitsanforderungen. Für etwaige Bedenken oder Fragen zur Produktsicherheit wenden Sie sich bitte an unseren autorisierten Vertreter, Elsevier B.V., productsafety@elsevier.com.

Elsevier nimmt eine neutrale Position in Bezug auf territoriale Meinungsverschiedenheiten oder Zuständigkeitsansprüche in seinen veröffentlichten Inhalten ein, einschließlich Landkarten und institutionellen Zugehörigkeiten.

Wichtiger Hinweis für den Benutzer
Die medizinischen Wissenschaften unterliegen einem sehr schnellen Wissenszuwachs. Der stetige Wandel von Methoden, Wirkstoffen und Erkenntnissen ist allen an diesem Werk Beteiligten bewusst. Sowohl der Verlag als auch die Autorinnen und Autoren und alle, die an der Entstehung dieses Werkes beteiligt waren, haben große Sorgfalt darauf verwandt, dass die Angaben zu Methoden, Anweisungen, Produkten, Anwendungen oder Konzepten dem aktuellen Wissensstand zum Zeitpunkt der Fertigstellung des Werkes entsprechen.
Der Verlag kann jedoch keine Gewähr für Angaben zu Dosierung und Applikationsformen übernehmen. Es sollte stets eine unabhängige und sorgfältige Überprüfung von Diagnosen und Arzneimitteldosierungen sowie möglicher Kontraindikationen erfolgen. Jede Dosierung oder Applikation liegt in der Verantwortung der Anwenderin oder des Anwenders. Die Elsevier GmbH, die Autorinnen und Autoren und alle, die an der Entstehung des Werkes mitgewirkt haben, können keinerlei Haftung in Bezug auf jegliche Verletzung und/oder Schäden an Personen oder Eigentum, im Rahmen von Produkthaftung, Fahrlässigkeit oder anderweitig übernehmen.

Für die Vollständigkeit und Auswahl der aufgeführten Medikamente übernimmt der Verlag keine Gewähr.
Geschützte Warennamen (Warenzeichen) werden in der Regel besonders kenntlich gemacht (®). Aus dem Fehlen eines solchen Hinweises kann jedoch nicht automatisch geschlossen werden, dass es sich um einen freien Warennamen handelt.

Bibliografische Information der Deutschen Nationalbibliothek
Die Deutsche Nationalbibliothek verzeichnet diese Publikation in der Deutschen Nationalbibliografie; detaillierte bibliografische Daten sind im Internet über https://www.dnb.de abrufbar.

26 27 28 29 30 5 4 3 2 1

In ihren Veröffentlichungen verfolgt die Elsevier GmbH das Ziel, genderneutrale Formulierungen für Personengruppen zu verwenden. Um jedoch den Textfluss nicht zu stören sowie die gestalterische Freiheit nicht einzuschränken, wurden bisweilen Kompromisse eingegangen. Selbstverständlich sind **immer alle Geschlechter** gemeint.

Planung: Martina Lauster
Projektmanagement: Christine Kosel
Redaktion Inhalt und Einfache Sprache: Verena Müller, Wiebaden, und Juliane Heidelberger, Badenweiler
Redaktion: Annette Gerstenkorn, Bochum
Bildrechteklärung: Lisa Neulinger
Herstellung: Kadja Gericke, Dürnau
Satz: Thomson Digital, Noida/Indien
Druck und Bindung: Printer Trento S.r.l., Trento/Italien
Umschlaggestaltung: Favoritbuero, München
Umschlagherstellung: SpieszDesign, Neu-Ulm
Titelbilder: Personen © Volha Hlinskaya/stock.adobe.com; Tabletten © Zhanna D/Shutterstock.com

Aktuelle Informationen finden Sie im Internet unter **www.elsevier.de**

Vorwort

Liebe Leserin, lieber Leser,

„Wenn man etwas nicht einfach erklären kann, hat man es nicht verstanden."
(A. Einstein)

Dieses Buch soll Sie unterstützen,

- alle Inhalte der Pflegeausbildung zu verstehen.
- Ihre Prüfungen gut abzulegen.
- im Beruf richtig und ohne Fehler zu handeln.

Sie interessieren sich für das Thema **Arzneimittel.**
Zum Thema Arzneimittel gibt es viele komplizierte Informationen und Zusammenhänge. Dieses Buch ist deshalb in **Einfacher Sprache** geschrieben.

- Die Texte sind leichter zu verstehen als andere Texte.
- Es gibt wenige Fremdwörter.
- **Fachwörter** finden Sie hinten im Buch erklärt. Zusätzlich gibt es ein Wörterbuch in Einfacher Sprache in dieser Buchreihe.
- **Abbildungen** zeigen Ihnen die Wirklichkeit in der Praxis.
- **Farbige Kästen** heben wichtige Hinweise hervor.

Das bedeutet aber auch: Das Buch enthält nur die wichtigsten Informationen zu diesem Thema. Das Buch dient als Unterstützung und Ergänzung zu anderen Lehrbüchern.

In diesem Buch finden Sie eine Auswahl der Inhalte zum Thema **Arzneimittel.** Zum Beispiel:

- Was sind Medikamente?
- Welche rechtlichen Grundlagen gibt es?
- Welche Medikamente wirken auf bestimmte Bereiche im Körper?

Mit dieser Buchreihe möchten wir Sie unterstützen, komplizierte Zusammenhänge zu verstehen. Damit werden Sie sicher für Ihren Berufsalltag und für die Prüfungen.

München, März 2026
Lektorat Pflege im Namen aller Mitwirkenden

Hinweise für Leserinnen und Leser

In diesem Buch finden Sie Informationen zum Thema **Arzneimittel:**

- Was sind Medikamente?
- Wie werden Medikamente richtig gelagert?
- Wie wirken Medikamente im Körper?
- Wie werden Medikamente gegeben?
- Welche Medikamente helfen gegen Schmerzen?
- Sie lernen Medikamente kennen für Beschwerden in verschiedenen Bereichen des Körpers. Zum Beispiel: Nervensystem, Herz-Kreislauf-System, Magen-Darm-Trakt, Urogenitaltrakt, Haut.
- Es gibt eine Übersicht zu Medikamenten, Wirkstoffen und Handelsnamen.

Wichtige Wörter in diesem Buch sind **fett** gedruckt. Diese Wörter helfen Ihnen dabei, einen schnellen Überblick zu bekommen.
Einige Wörter sind **fett** und gelb markiert. Zum Beispiel: **Pharmakologie**. Das sind Fachwörter zum Thema Arzneimittel. Diese Wörter werden am Ende des Buches im Kapitel Fachwörter erklärt.
Einige Wörter sind *kursiv* gedruckt. Zum Beispiel: *Symptom.* Das sind allgemeine Fachwörter.

Am Ende des Buches finden Sie:

- **Abkürzungen:** Die Bedeutung von Abkürzungen aus dem Buch wird erklärt.
- **Fachwörter:** Hier werden die fett gedruckten und gelb markierten Fachwörter aus dem Buch erklärt.
- **Stichwörter:** Alle wichtigen Stichwörter aus dem Buch sind hier alphabetisch geordnet. Die Seitenzahlen geben an, auf welcher Seite mehr dazu steht.

Zusätzlich gibt es ein Wörterbuch in dieser Buchreihe. Darin werden in Einfacher Sprache viele pflegerische und medizinische Fachwörter erklärt.

Folgende Kästen helfen Ihnen bei der Orientierung.

Begriffserklärung

Dieser Kasten erklärt wichtige Begriffe: Was bedeutet das?

Merkhilfe

Dieser Kasten gibt Hinweise zum einfachen Merken: Was ist wichtig?

Praxistipp

Dieser Kasten gibt Tipps für die Praxis: Wie setze ich das im beruflichen Alltag um?

Vorsicht

Dieser Kasten erklärt: Wann muss ich besonders vorsichtig sein?

Fallbeispiel

Dieser Kasten schildert eine Patientensituation: Wie wende ich das Wissen in einer beruflichen Situation mit Patienten an?

Hinweis zu den Fallbeispielen

Alle Angaben in den Fallbeispielen sind frei erfunden. Die Angaben sind aber trotzdem nah an der Wirklichkeit. Das betrifft folgende Angaben: die Namen der Patientinnen und Patienten, die Beschreibungen ihrer Erkrankungen, die genannten Orte und die beschriebenen Situationen. Falls es Ähnlichkeiten mit echten Personen, Ereignissen, Orten und Institutionen gibt, dann sind sie zufällig und nicht mit Absicht so geschrieben.

Fehler gefunden?

An unsere Inhalte haben wir sehr hohe Ansprüche. Trotz aller Sorgfalt kann es jedoch passieren, dass sich ein Fehler einschleicht. Oder dass fachlich-inhaltliche Aktualisierungen notwendig geworden sind.

Wenn ein relevanter Fehler entdeckt wird, dann stellen wir eine Korrektur zur Verfügung. Mit diesem QR-Code können Sie die Korrektur schnell abrufen.

https://www.elsevier.com/de-de/resources/errata

Wir sind dankbar für jeden Hinweis. Damit helfen Sie uns, dieses Werk zu verbessern. Bitte richten Sie Ihre Anregungen, Lob und Kritik an folgende E-Mail-Adresse: kundendienst@elsevier.com

Inhaltsverzeichnis

1 Was sind Medikamente? Wozu werden Medikamente eingesetzt? Wie können Medikamente aussehen?

Begriffserklärung

Pharmakologie: Wissenschaft über die Wirkung von Medikamenten.
Die Pharmakologie untersucht, wie Stoffe und Lebewesen aufeinander wirken.
Die Pharmakologie erklärt,

- wie Medikamente im menschlichen Körper wirken.
- wie die Wirkung von Medikamenten im Körper entsteht.
- welche Nebenwirkungen auftreten können.

1.1 Was sind Medikamente?

Häufig werden die Begriffe Arzneimittel und Medikamente so verwendet, als ob sie das Gleiche bedeuten.
Aber es gibt einen Unterschied:
Ein **Arzneimittel** ist **jeder Stoff,** der dabei hilft

- eine Krankheit zu heilen, zu lindern oder zu verhindern.
- eine Diagnose zu stellen.
- die Körperfunktionen zu beeinflussen.

Das **Arzneimittelgesetz (AMG)** definiert genau, was ein Arzneimittel ist.

Ein **Medikament** ist ein Arzneimittel, das sofort benutzt werden kann. Ein Medikament besteht aus einem oder mehreren Stoffen.
Menschen können Medikamente meistens selbst einnehmen. Zum Beispiel: Eine Person schluckt eine Tablette oder benutzt ein Spray.

Merkhilfe

Jedes Medikament ist ein Arzneimittel. Aber nicht jedes Arzneimittel ist ein Medikament.
Zum Beispiel: Ein Kontrastmittel für eine MRT-Untersuchung ist ein Arzneimittel, aber kein Medikament.

Merkhilfe

Pflegefachpersonen geben eigenständig Medikamente
Eine Aufgabe von Pflegefachpersonen ist es, Medikamente nach ärztlicher Anordnung zu verabreichen.
In der Ausbildungs- und Prüfungsverordnung für die Pflegeberufe (PflAPrV) steht dazu:
„2. Ärztliche Anordnungen im Pflegekontext eigenständig durchführen
Die Absolventinnen und Absolventen […] führen entsprechend den rechtlichen Bestimmungen eigenständig ärztlich veranlasste Maßnahmen der medizinischen Diagnostik und Therapie bei Menschen aller Altersstufen durch […].“ (PflAPrV, Anlage 2, Kompetenzbereich III.)

Pflegefachpersonen geben Medikamente. Pflegefachpersonen beraten Patienten, wie die Medikamente einzunehmen sind und wie die Medikamente wirken. Daher kennen Pflegefachpersonen die Antworten auf diese Fragen:

- Was sind Medikamente? Welche Medikamentengruppen gibt es?
- Wofür ist das Medikament?
- Wie werden Medikamente im Körper aufgenommen und verteilt?
- Wie und wo wirken die Medikamente im Körper? Welche Nebenwirkungen haben die Medikamente?
- Wie werden die Medikamente vom Körper abgebaut und ausgeschieden?
- Welche rechtlichen Grundlagen für Medikamente gibt es?
- Welche Besonderheiten sind bei der Gabe von Medikamenten zu beachten?

1.2 Wozu werden Medikamente eingesetzt?

Ziele von Arzneimitteln sind:

- Krankheiten heilen. Zum Beispiel: Gegen eine Blasenentzündung ein Antibiotikum geben.
- Symptome von Krankheiten lindern. Zum Beispiel: Gegen Schmerzen **Analgetika** geben.
- Krankheiten vorbeugen. Zum Beispiel: Impfen, um vor einer Covid-19 Infektion zu schützen.
- Krankheitsverlauf verlangsamen. Zum Beispiel: Einem Menschen mit einer Parkinsonerkrankung ein Medikament dagegen geben.
- Normale Körperfunktion herstellen. Zum Beispiel: Einem Menschen mit einer Diabeteserkrankung Insulin geben.
- Bei der Diagnose unterstützen. Zum Beispiel: Vor einer MRT-Untersuchung ein Kontrastmittel geben.
- Bei chirurgischen Eingriffen unterstützen. Zum Beispiel: Vor und während einer Operation Anästhetika zur Narkose geben.

Wofür ein Mensch ein Medikament bekommt, hängt von verschiedenen Dingen ab. Zum Beispiel: Wo im Körper ist jemand erkrankt? Welche Krankheit liegt vor? Wie weit ist die Krankheit schon fortgeschritten?

Es gibt verschiedene **Arten von Therapien:**

- kausale Therapie
- symptomatische Therapie
- *Substitutionstherapie*
- prophylaktische Therapie
- *Placebotherapie*

Kausale Therapie

Kausal kommt vom lateinischen Wort „causa“ und bedeutet: Ursache.
Eine kausale Therapie behandelt die **Ursache der Krankheit**. Die Krankheit soll ganz verschwinden. Das funktioniert nur, wenn die Ursache bekannt ist.

Zum Beispiel: Pflegefachpersonen geben bei einer Infektion mit Bakterien ein Antibiotikum.

Symptomatische Therapie

Eine symptomatische Therapie behandelt nur die *Symptome* einer Krankheit. Die Ursache wird nicht behandelt. Die symptomatische Therapie heilt die Krankheit also nicht, aber die **Symptome werden schwächer**.
Zum Beispiel: Ein Mensch bekommt bei starken Schmerzen ein Analgetikum. Das Schmerzmittel hilft gegen die Schmerzen, aber es heilt die Krankheit nicht.

Substitutionstherapie

Substitution kommt vom lateinischen Wort „substituere" und bedeutet: **ersetzen**.
Ein Körper produziert einen wichtigen Stoff nicht oder nicht mehr genug selbst. Dann bekommt der Mensch diesen Stoff als Medikament. Damit kann der Körper normal weiterarbeiten.
Zum Beispiel: Ein Mensch bekommt Insulin bei einer Diabeteserkrankung.

Prophylaktische Therapie

Eine Prophylaxe soll eine Krankheit verhindern. Prophylaktisch bedeutet: **vorbeugend**. Pflegefachpersonen geben ein Medikament, damit keine Krankheit entsteht.
Zum Beispiel: Pflegefachpersonen geben Heparin zur Thromboseprophylaxe.

Placebotherapie

Ein Placebo ist ein **Medikament ohne Wirkstoff**. Patienten wissen nicht, dass sie ein Placebo bekommen. Pflegefachpersonen geben Placebo-Medikamente zum Beispiel,

- wenn Patienten sehr leiden, aber kein echtes Medikament brauchen.
- wenn jemand psychisch abhängig von einem Medikament ist, aber es körperlich nicht mehr braucht.

1.3 Wie können Medikamente aussehen?

Es gibt verschiedene Formen von Medikamenten:

- feste Medikamente

- halbfeste Medikamente
- flüssige Medikamente
- Gase
- andere Formen

Feste Medikamente

Pulver und Granulate: Ein Pulver besteht aus sehr feinen, losen Teilchen. Es sieht aus wie Staub oder Mehl. Ein Granulat hat viele kleine Körnchen. Es ist nicht so fein wie ein Pulver. Pulver werden zum Beispiel als Puder aufgetragen. Oder Pulver und Granulate werden in Wasser aufgelöst und getrunken.

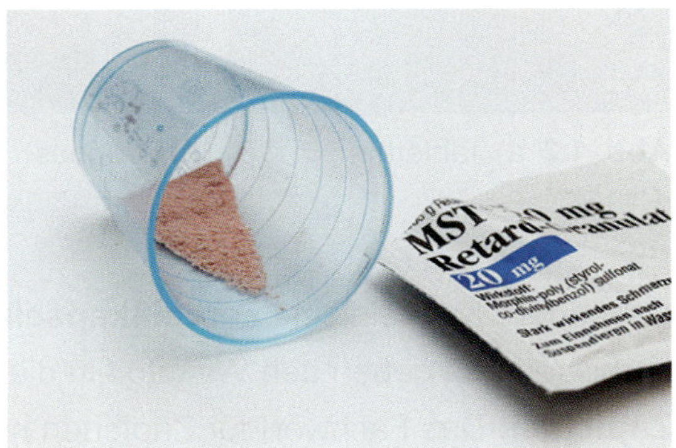

Abb. 1.1 Granulat [K115]

Tablette: Tabletten sind kleine feste Medikamente. Sie werden aus einem Pulver oder Granulat gepresst. Meistens werden Tabletten geschluckt. Oder die Tabletten werden in Wasser aufgelöst und getrunken. Tabletten dürfen nur geteilt werden, wenn der Hersteller das erlaubt. **Kautabletten** werden im Mund zerbissen, gekaut und dann geschluckt.
Es gibt auch Tabletten, die nicht gekaut oder geschluckt werden dürfen. Diese Form von Tabletten bleibt im Mund. Zum Beispiel: **Sublingualtabletten** kommen unter die Zunge und lösen sich dort auf. **Bukkaltabletten** kommen in die Backentasche.
Überzogene Tablette: Manche Tabletten haben einen Überzug. Zum Beispiel aus diesen Gründen: damit sie besser rutschen, damit sie nicht bitter schmecken oder damit sie erst im Darm wirken.
Es gibt zwei Arten von überzogenen Tabletten: **Dragees** und **Filmtabletten.** Dragees haben einen dicken Zuckerüberzug und sind abgerundet. Filmtabletten haben einen dünnen Überzug aus Kunststoff.
Retardtablette: Retardtabletten werden auch Depottabletten genannt. Ein Depot ist wie ein Vorrat. Retardtabletten setzen den Wirkstoff langsam und gleichmäßig frei. Diese Tabletten versorgen den Körper über einen längeren Zeitraum mit dem

Wirkstoff. Darum muss das Medikament nicht so oft gegeben werden. Von außen sehen Retardtabletten aus wie eine normale Tablette oder eine überzogene Tablette. Im Inneren sind sie oft kompliziert aufgebaut und setzen den Wirkstoff nur nach und nach frei. Deshalb dürfen Retardtabletten nur zerteilt werden, wenn der Hersteller das erlaubt.

Kapsel: Eine Kapsel hat eine Hülle, in der ein Pulver oder eine Flüssigkeit ist. Die Hülle löst sich im Magen oder Darm auf. Erst dann wirkt das Medikament im Körper. Es gibt zweiteilige **Hartkapseln** und **Weichkapseln.**

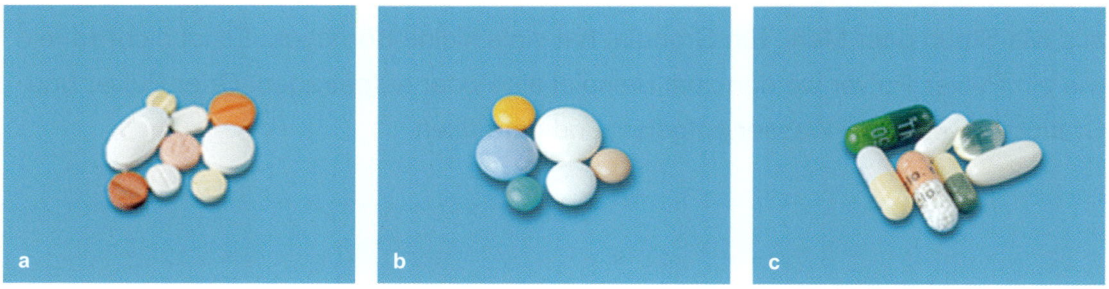

Abb. 1.2 a) Tabletten b) Dragees c) Kapseln [K115]

Besondere Kapseln sind **Zerbeißkapseln.** Diese Kapseln werden im Mund zerbissen und geben den Wirkstoff in die Mundschleimhaut frei.

Zäpfchen: Das Fachwort für Zäpfchen heißt: **Suppositorium.** Zäpfchen schmelzen bei Körpertemperatur oder lösen sich auf und wirken erst dann. Sie werden im Mastdarm oder in der Vagina angewendet.

Die Person soll am besten liegen, damit das Zäpfchen besser eingeführt werden kann. Ein Zäpfchen lässt sich besser einführen, wenn es vorher kurz in der Hand angewärmt wird. Oder wenn es in warmes Wasser getaucht wird. Wichtig ist: Zäpfchen dürfen nicht eingecremt werden, damit sie sich besser einführen lassen. Sonst kann der Wirkstoff schlechter wirken.

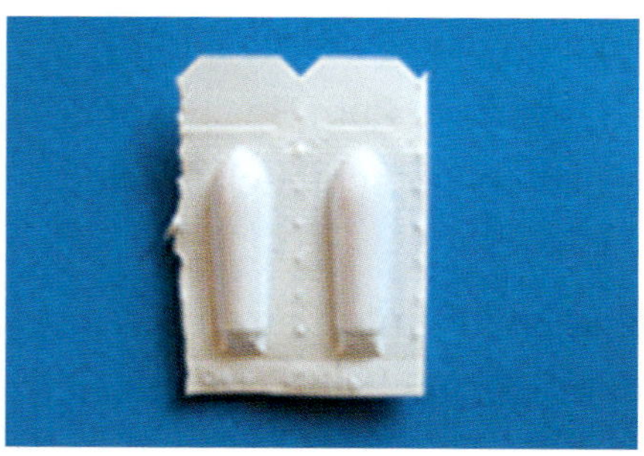

Abb. 1.3 Zäpfchen in ihrer Verpackung [K115]

Praxistipp

Medikamente richtig geben

- Wenn eine Person **Tabletten, Dragees** oder **Kapseln** bekommt, dann sollte der Oberkörper **aufrecht** sein. So kann die Person die Medikamente besser herunterschlucken.
- **Kapseln** sollten immer mit kalter Flüssigkeit eingenommen werden. Es hilft, den Kopf nach **vorne** zu beugen (das Kinn in Richtung Brust). Dann schwimmt die Kapsel nach oben und lässt sich leichter schlucken.
- Bei **Tabletten** ist es oft besser, den Kopf nach **hinten** zu neigen (der Blick in Richtung Decke). Dann lassen sich die Tabletten besser schlucken.
- **Retardtabletten** oder **Retardkapseln** dürfen **nicht** zerkaut werden. Sonst wirkt das Medikament zu schnell.
- **Magensaftresistente Tabletten** dürfen **nicht** zerkaut werden. Diese Tabletten haben einen Überzug, damit der Wirkstoff erst im Darm freigesetzt wird. Magensaftresistente Tabletten sollten **vor** dem Essen gegeben werden.

Halbfeste Medikamente

Halbfeste Medikamente werden **lokal** angewendet, also nur an einem Ort am Körper. Zum Beispiel: an der Haut, am Auge oder an der Vaginalschleimhaut.
Salbe: eine weiche, fettige Zubereitung. Salbe enthält kein Wasser und ist streichfähig. Salbe lässt sich gut auf die Haut auftragen.
Creme: eine weiche Mischung aus Wasser und Fett. Creme lässt sich gut auf der Haut verteilen. Es gibt zwei Arten: die **Wasser-in-Öl-Creme (W/O-Creme**) und die **Öl-in-Wasser-Creme (O/W-Creme).**
Die W/O-Creme hat außen Fett und innen Wasser. Diese Creme fühlt sich fettig an. Die W/O-Creme ist nur schwer abwaschbar.
Die O/W-Creme hat außen Wasser und innen Fett. Diese Creme fühlt sich leicht an. Die O/W-Creme ist mit Wasser abwaschbar.
Paste: eine feste, dicke Zubereitung. Eine Paste enthält viel Pulver, was sie so fest macht. Eine Paste lässt sich aber noch streichen.
Gel: eine dicke, durchsichtige Flüssigkeit. Ein Gel besteht meistens aus Wasser, das dickflüssig gemacht wurde. Solche Gele heißen auch Hydrogele.

Flüssige Medikamente

Flüssige Medikamente können auf verschiedenen Wegen gegeben werden. Zum Beispiel: als Saft in den Mund oder als Spray in die Nase.

Lösung: Eine Lösung ist eine klare Flüssigkeit. Darin ist ein Stoff komplett aufgelöst. Der Stoff ist also nicht mehr zu sehen.

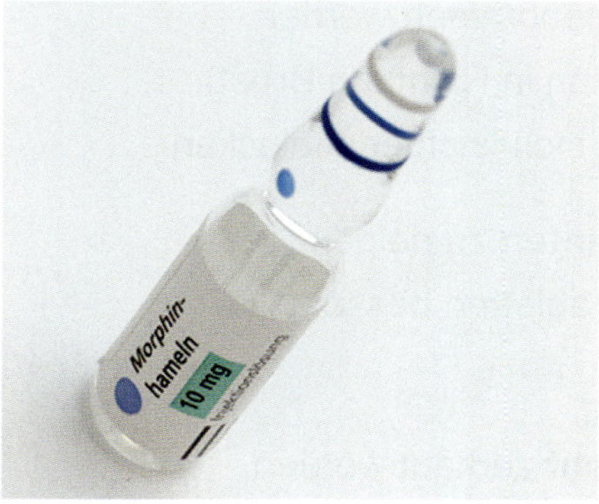

Abb. 1.4 Eine Lösung zur Injektion [K115]

Suspension: Eine *Suspension* ist eine trübe Flüssigkeit. Darin schwimmen kleine, feste Teilchen. Diese Teilchen lassen sich nicht vollständig auflösen und sinken auf den Boden. Deshalb muss die Flüssigkeit vor dem Gebrauch gut geschüttelt werden.

Emulsion: Ein Gemisch aus zwei Flüssigkeiten, die sich normalerweise nicht verbinden. Zum Beispiel: Wasser und Öl.

Infusion: Flüssigkeiten, die direkt in die Vene oder in die Bauchhöhle gegeben werden. Infusionen sind entweder Lösungen oder Emulsionen.

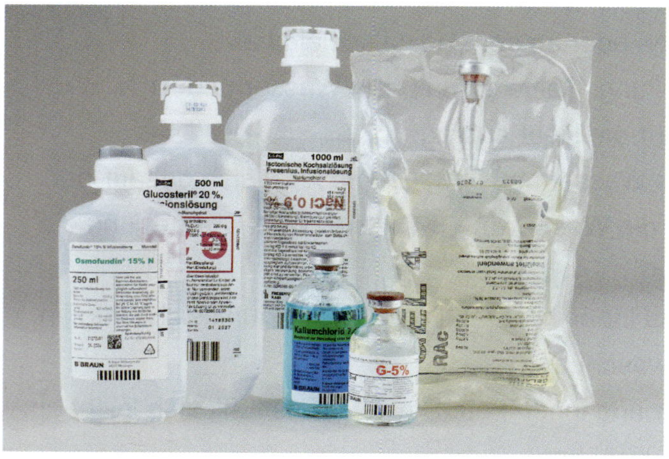

Abb. 1.5 Verschiedene Infusionslösungen [K115]

Gase

Gasförmige Medikamente werden *pulmonal* (über die Lunge) aufgenommen.

Gas: Es gibt reine Gase wie Sauerstoff oder Narkosegase.

Aerosol: *Aerosole* sind Gase mit feinen Pulverteilen oder Flüssigkeitstropfen. Aerosole können nur mit einem Inhaliergerät angewendet werden.

Andere Formen

Pflaster: Pflaster geben ein Medikament durch die Haut in das Blut. Pflaster werden auf saubere, unverletzte und am besten unbehaarte Haut geklebt. Auf der Haut sollten keine Lotion oder andere Kosmetikprodukte sein. In der **Packungsbeilage** stehen geeignete Körperstellen für das Pflaster. Ein neues Pflaster sollte immer auf eine andere Stelle als das vorherige Pflaster aufgeklebt werden. Ansonsten entstehen Hautreizungen und Überdosierungen. (Weitere Informationen zum Thema Packungsbeilage finden Sie im Textabschnitt unter der Überschrift „**Packungsbeilage**" in Kapitel 3.1.)

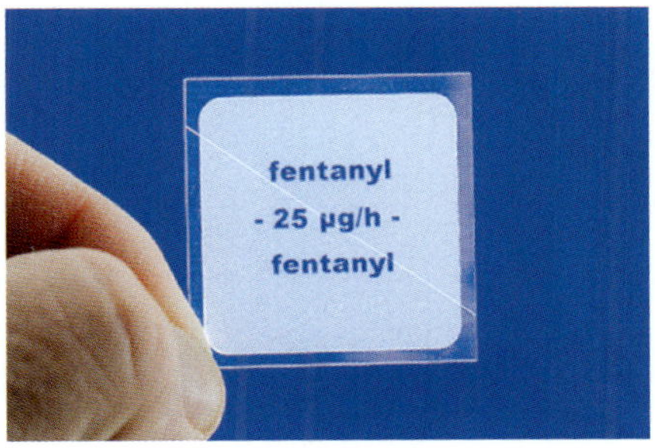

Abb. 1.6 Pflaster
[K115]

Implantat: wird in den Körper eingesetzt. Es bleibt dort für lange Zeit oder für immer. Ein Implantat gibt langsam und gleichmäßig ein Medikament ab.

2 Wie werden Medikamente richtig gelagert?

Medikamente müssen richtig gelagert werden. Nur so bleiben die Medikamente wirksam und sicher.
Diese Punkte müssen Pflegefachpersonen beachten:

- Temperatur
- Lichtschutz
- Schutz vor Feuchtigkeit
- Lagerung in der Originalverpackung
- Verfallsdatum
- Sicherung vor Kindern
- Spezielle Anweisungen zur Lagerung

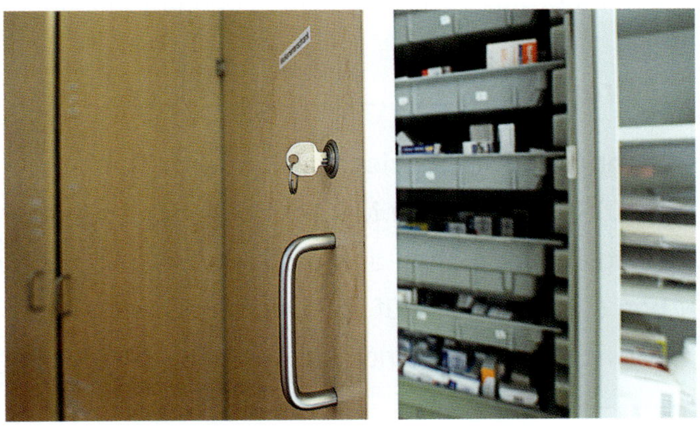

Abb. 2.1 Kliniken und stationäre Pflegeeinrichtungen bewahren Medikamente in einem abschließbaren Arzneimittelschrank auf. [K115]

Temperatur

Merkhilfe

Medikamente werden bei verschiedenen Temperaturen gelagert.
Wenn es zu heiß oder zu kalt ist, dann kann ein Medikament seine Wirkung verlieren.

- **Raumtemperatur:** 12–25 °C (Grad Celsius)

  Raumtemperatur bedeutet, dass das Medikament **nicht** gekühlt werden muss. Das Medikament kann in einem normal warmen Raum aufbewahrt werden. Das gilt für die meisten Medikamente.

- **Im Kühlschrank:** 2–8 °C

  Sehr kühle Lagerung bedeutet, dass das Medikament bei Temperaturen von 2–8 °C in einem Kühlschrank lagert. Das gilt für angebrochene Mehrfachdosisampullen wie Heparin, Augentropfen und Nasentropfen oder Impfstoffe.

- **Tiefkühllagerung:** unter –18 °C

  Tiefkühllagerung bedeutet, dass das Medikament bei unter –18 °C in einem Tiefkühlschrank lagert. Das gilt für wenige Impfstoffe wie mRNA-Krebsimpfstoffe oder Zelltherapien.

Jedes Medikament braucht eine bestimmte Temperatur, damit die Wirksamkeit erhalten bleibt. In jeder Packungsbeilage steht, bei welcher Temperatur das Medikament lagern soll. Wenn die Temperatur zu kalt ist, dann können Medikamente einfrieren. Bestimmte Medikamente wirken dann nicht mehr. Zum Beispiel: Insulin. Die Temperatur sollte möglichst konstant (gleichbleibend) sein.

Praxistipp

Temperatur im Kühlschrank überprüfen!
In Kühlschränken für Medikamente gibt es immer ein Thermometer. Die Pflegefachpersonen überprüfen jeden Tag die Temperatur im Kühlschrank und schreiben sie auf. In manchen Einrichtungen erledigt das auch ein Service-Dienst. Die richtige Temperatur muss immer eingehalten werden.

Lichtschutz

Viele Medikamente reagieren empfindlich auf Licht. Das heißt: Die Medikamente dürfen nicht direkt ins Sonnenlicht. Ein Beispiel ist das Antibiotikum Doxycylin. In Sonnenlicht zerfällt der Wirkstoff. Dann entstehen giftige Stoffe, die die Nieren schädigen können. Darum sollen Medikamente vor Sonnenlicht geschützt werden.

Schutz vor Feuchtigkeit

Einige Medikamente reagieren empfindlich auf Feuchtigkeit. Das heißt: Die Medikamente dürfen keine Feuchtigkeit aufnehmen. Ein Beispiel ist das Schilddrüsenhormon Levothyroxin. Levothyroxin zieht Feuchtigkeit aus der Luft an. Dadurch zerfällt der Wirkstoff. Das Medikament wirkt dann nicht mehr. Deshalb ist es wichtig, die Medikamente in der Verpackung zu lassen und trocken zu lagern.

Lagerung in der Originalverpackung

Medikamente gehören immer in ihre **Originalverpackung!** Die Verpackung schützt die Medikamente. Deshalb dürfen Medikamente nicht umgefüllt werden. Auf der Verpackung stehen wichtige Informationen. Zum Beispiel: der Name des Medikamentes, die Dosierung und die Haltbarkeit.
Pantoprazol gegen Sodbrennen, Magengeschwüre und Reflux ist zum Beispiel empfindlich gegen Licht und Feuchtigkeit. Nur in der Originalverpackung ist das Medikament geschützt und bleibt magensaftresistent.

Verfallsdatum

Medikamente dürfen nicht nach dem Verfallsdatum genommen werden. Die Medikamente können dann weniger wirken oder sogar schädlich sein. Ein Beispiel ist das Antibiotikum Tetracyclin. Nach dem Haltbarkeitsdatum baut sich der Wirkstoff ab. Die Abbaustoffe sind giftig und können die Nieren schädigen. Außerdem wirkt das Medikament nicht mehr antibiotisch. Das kann die Therapie unwirksam machen und zu Resistenzen führen.
Medikamente werden nach dem Prinzip **First-In/First-Out** sortiert.

Begriffserklärung

First-In/First-Out: Die Packungen werden nach dem Verfallsdatum sortiert. Dabei stehen die älteren Packungen vorne und die neuen hinten. Das hat ein Ziel: Die Medikamente sind aufgebraucht, bevor sie ablaufen. Dadurch bekommen die Patienten nur sichere und wirksame Medikamente.

Angebrochene Packungen erhalten ein Zeichen. Zum Beispiel: ein Kreuz. Auf flüssigen Medikamenten wie Tropfen oder Säften wird das Datum notiert, an dem die Medikamentenflasche zum ersten Mal geöffnet wurde. In der Regel sind angebrochene Medikamentenflaschen einige Wochen haltbar und werden im Kühlschrank aufbewahrt. Zum Beispiel: Hustensaft.

Sicherung vor Kindern

Kinder dürfen keine Medikamente in die Hände bekommen. Kinder könnten die Medikamente aus Versehen schlucken. Deshalb müssen Medikamente so gelagert oder eingeschlossen werden, dass Kinder sie nicht erreichen können.

Spezielle Anweisungen zur Lagerung

Einige Medikamente brauchen eine besondere Lagerung. Die Hinweise zur Lagerung stehen in der Packungsbeilage oder auf der Verpackung.
Leicht entzündliche Medikamente: Dazu gehören Alkohol, Propanol, Ether oder Wundbenzin. Für diese Medikamente gilt das weltweit gleiche System für Chemikalien (GHS).

Begriffserklärung

Globally Harmonised System (GHS): weltweit gleiches System, um Chemikalien zu kennzeichnen. Jede Person kann sofort erkennen, welche Gefahren ein Stoff hat. Zum Beispiel, ob ein Stoff giftig oder entzündlich ist. Das soll die Gefahren für die Gesundheit und die Umwelt reduzieren.

Es gelten diese Vorschriften:

- Chemikalien werden mit einem bestimmten Symbol gekennzeichnet.
- Chemikalien werden in bruchsicheren Gefäßen gelagert.
- Solche Medikamente dürfen auf keinen Fall an Heizungen oder in der Sonne gelagert werden. Bei großer Hitze können sie sich entzünden oder sogar explodieren. **Achtung:** Medikamente sollen grundsätzlich nicht zu warm oder in der Sonne gelagert werden. (Weitere Informationen zu diesem Thema finden Sie in den Textabschnitten unter den Überschriften „**Temperatur**“ und „**Lichtschutz**“ in diesem Kapitel.)

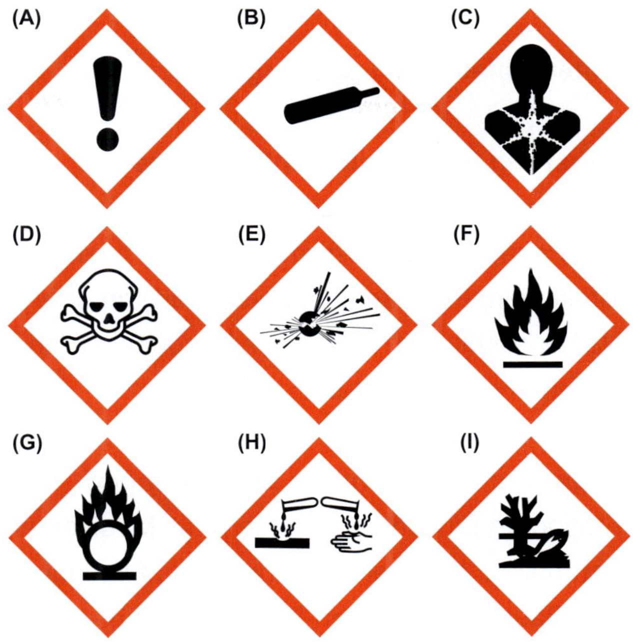

Abb. 2.2 Die 9 Symbole im GHS zeigen die Gefahren, die ein Stoff hat.
[X424]

Betäubungsmittel (BTM) gehören in einen Betäubungsmittelschrank. Dieser Schrank muss abgeschlossen sein. Das Pflegepersonal muss den Schlüssel sicher aufbewahren. Nur berechtigte Personen dürfen den Schlüssel nehmen.

Begriffserklärung

Betäubungsmittel (BTM)

Betäubungsmittel sind Stoffe, die süchtig machen können.

Betäubungsmittel können deshalb schnell missbraucht werden. Bei der medizinischen Anwendung gibt es normalerweise keine Suchtgefahr.

Das **Betäubungsmittelgesetz (BtMG)** regelt den Umgang mit Betäubungsmitteln sehr streng.

Ein Beispiel für Betäubungsmittel sind sehr starke Schmerzmittel wie Morphine.

Praxistipp

Unterschiedliche Lagerung

Lagerung in der ambulanten Pflege

Ärztlich verschriebene Medikamente sind nur für die Person, auf die das Rezept ausgestellt ist. Deswegen bleiben solche Medikamente direkt beim Patienten. Oder die Medikamente kommen in Boxen mit Namensschildern. Pflegefachpersonen dürfen die Medikamente nicht an andere Patienten geben.

Lagerung in stationären Einrichtungen

Stationäre Einrichtungen lagern die Medikamente in abschließbaren Schränken. Nur medizinisches und pflegendes Personal darf Zugang zu den Räumen mit diesen Schränken haben.

3 Welche rechtlichen Grundlagen gibt es?

Wer mit Arzneimitteln und Betäubungsmitteln umgeht, muss sich an strenge Regeln halten. Diese Regeln stehen im **Arzneimittelrecht** und im **Betäubungsmittelrecht.**

3.1 Was beschreibt das Arzneimittelrecht?

Begriffserklärung

Arzneimittelrecht: Das Arzneimittelrecht gibt vor, wie Arzneimittel und Betäubungsmittel genutzt werden dürfen. Dazu gehören folgende Regelungen. Diese Regelungen legen fest,

- wie Arzneimittel und Betäubungsmittel aus anderen Ländern eingekauft werden dürfen. Und wie sie in andere Länder verkauft werden dürfen.
- wie Arzneimittel und Betäubungsmittel hergestellt, verarbeitet, klinisch geprüft und zugelassen werden müssen.
- wie Arzneimittel und Betäubungsmittel weitergegeben werden dürfen. Und wie sie kontrolliert werden müssen.
- was bei Fragen zu Sicherheit und Haftung wichtig ist.

Arzneimittelgesetz (AMG)

Das Arzneimittelrecht ist im **Arzneimittelgesetz (AMG)** festgeschrieben. Das Gesetz

- regelt die Qualität, Unbedenklichkeit und Wirksamkeit von Arzneimitteln für Menschen und Tiere.
- ordnet, wie Arzneimittel zugelassen, registriert, in Umlauf gebracht und behördlich überwacht werden.
- bestimmt, wie Arzneimittel klinisch geprüft werden. Das Gesetz bestimmt, welche Haltbarkeit Arzneimittel haben. Und es bestimmt, wie Risiken und Nebenwirkungen beobachtet und ausgewertet werden sollen.

- schützt die Verbraucher vor Rückständen in Lebensmitteln.
- bestimmt, wie über Arzneimittel informiert und für sie geworben werden darf.
- legt Vorschriften zu Strafen und Bußgeldern fest.

Im Alltag sind die Vorschriften für die **Verschreibung** und **Abgabe** von Medikamenten wichtig. Das Arzneimittelgesetz regelt, wie Medikamente verkauft werden. Es gibt 3 Gruppen: **verschreibungspflichtige Medikamente, apothekenpflichtige Medikamente** und **frei verkäufliche Medikamente.**

- Für **verschreibungspflichtige** Medikamente ist ein **ärztliches Rezept** notwendig. Diese Medikamente können bei falscher Anwendung schädlich sein oder leicht missbraucht werden. Deshalb dürfen verschreibungspflichtige Medikamente **nur in Apotheken** und **gegen ein Rezept** abgegeben werden. Zum Beispiel: Medikamente, die den Blutdruck senken.
- **Apothekenpflichtige** Medikamente dürfen **nur in Apotheken** verkauft werden. Dort kann das Fachpersonal zu den Medikamenten beraten. Für diese Medikamente ist **kein Rezept** nötig. Zum Beispiel: einige Schmerzmittel oder pflanzliche Medikamente.
- **Frei verkäufliche Medikamente** dürfen auch in Drogerien, Supermärkten oder online verkauft werden. Zum Beispiel: medizinische Tees, Arnikatinktur oder pflanzliche Medikamente wie Baldrian.

Fallbeispiel

Medikamente weitergeben

Herr M. ist 84 Jahre alt. Er wird von einem ambulanten Pflegedienst versorgt. Nach seinem Tod räumt seine Tochter die Wohnung auf. Dabei findet sie mehrere ungeöffnete Medikamentenpackungen. Sie denkt sich: „Das ist doch schade, die Medikamente kann der Pflegedienst bestimmt noch gebrauchen." Darum bietet sie die Medikamente den Pflegefachpersonen an. Dann können die Pflegefachpersonen die Medikamente an andere Patienten weitergeben. Aber die Pflegefachpersonen lehnen ab. Die Tochter ist überrascht. „Wieso? Die Medikamente sind doch noch original verpackt." Die Pflegefachpersonen erklären ihr: „Wir dürfen die Medikamente nicht annehmen und weitergeben. Damit würden wir uns sogar strafbar machen."

Warum lehnen die Pflegefachpersonen ab?

Im Arzneimittelgesetz steht in Paragraf 43, dass nur Apotheken Arzneimittel weitergeben dürfen. Das schützt die Patienten. Wer Medikamente weitergibt, macht sich strafbar. Die Pflegefachpersonen haben also recht.

Im Arzneimittelgesetz steht auch, wie die **Umverpackung** von Medikamenten und die **Packungsbeilage** aussehen müssen.

Umverpackung

Nach Paragraf 10 im Arzneimittelgesetz müssen verschiedene Informationen auf Behältern und Verpackungen von Medikamenten stehen:

- der Name des Herstellers und die Adresse
- der Name des Medikaments
- die Zulassungsnummer oder Registrierungsnummer
- die Darreichungsform, zum Beispiel: Tabletten oder Tropfen
- der Inhalt, zum Beispiel: das Gewicht in Gramm oder die Anzahl an Tabletten
- die Art der Anwendung, zum Beispiel: „zur Anwendung auf der Haut“
- die Wirkstoffe
- das Verfallsdatum mit dem Vermerk „verwendbar bis“
- manchmal die Hinweise: „verschreibungspflichtig“ oder „apothekenpflichtig“
- der Lagerungshinweis, zum Beispiel: „Nicht über 25 Grad Celsius lagern.“

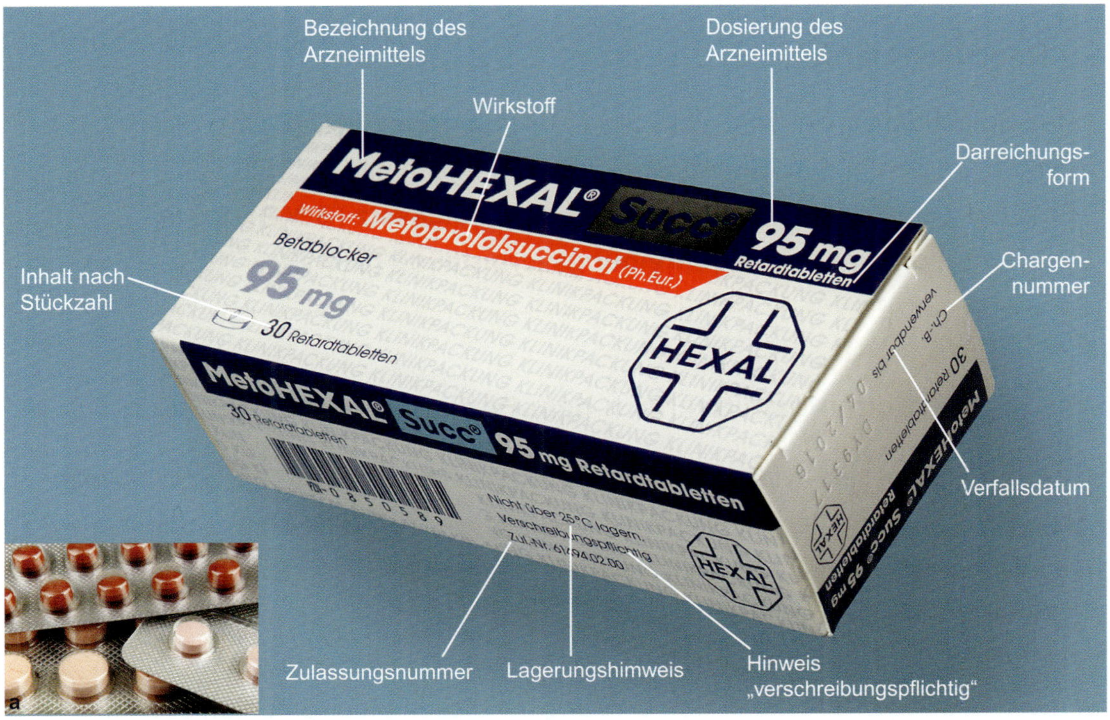

Abb. 3.1 Die Umverpackung eines Medikaments
Unten links im Bild: Tabletten in einem Blister
[J787–105, K115]

Packungsbeilage

Medikamente dürfen nur verkauft werden, wenn ein **Beipackzettel** in der Umverpackung liegt. Der Beipackzettel heißt auch: **Gebrauchsinformation** oder **Packungsbeilage**. Dort stehen wichtige Informationen über das Medikament:

- der Hersteller
- der Name des Medikaments
- die Wirkstoffe
- wofür das Medikament angewendet wird (Anwendungsgebiete)
- wann das Medikament nicht genommen werden darf (Gegenanzeigen)
- ob es unerwünschte Wirkungen gibt
- ob es Wechselwirkungen mit anderen Medikamenten gibt
- wie das Medikament dosiert werden soll (Dosierungsanleitung)
- wie das Medikament eingenommen werden soll und wie lange das Medikament eingenommen werden soll

3.2 Was beschreibt das Betäubungsmittelrecht?

Begriffserklärung

Das Betäubungsmittelrecht gibt vor, wie **Betäubungsmittel (BTM)** genutzt werden dürfen. Die Regeln für dem Umgang mit Betäubungsmitteln stehen im **Betäubungsmittelgesetz (BtMG)** und in der **Betäubungsmittel-Verschreibungsverordnung (BtMVV).**

Was sind Betäubungsmittel nach dem Betäubungsmittelgesetz?

Betäubungsmittel sind Wirkstoffe, die **süchtig** machen können. Solche Wirkstoffe können in Medikamenten enthalten sein. Mit diesen Medikamenten dürfen Pflegefachpersonen nur sehr vorsichtig umgehen. Wenn Pflegefachpersonen die Medikamente therapeutisch einsetzen, dann besteht im Normalfall keine Suchtgefahr. Die Gefahr ist aber groß, dass diese Medikamente missbraucht werden. Deswegen gibt es für den Umgang mit diesen Medikamenten strenge Regeln. Alles muss lückenlos dokumentiert werden.

Es gibt nach dem Betäubungsmittelgesetz **3 Stoffgruppen:**

- **Nicht verkehrsfähige Betäubungsmittel** dürfen **nicht** hergestellt und verkauft werden. Zum Beispiel: das Halluzinogen LSD.
- Mit **verkehrsfähigen, aber nicht verschreibungsfähigen Betäubungsmitteln** dürfen Medikamentenhersteller und Apotheken arbeiten. Patienten dürfen diese Stoffe aber nicht unverarbeitet erhalten. Zum Beispiel: die Blätter des Coca-Strauches.
- **Verschreibungsfähige Betäubungsmittel** können Patienten erhalten. Sie brauchen dann ein besonderes **Betäubungsmittelrezept.** Zum Beispiel: Morphin oder Fentanyl.

Wie werden Betäubungsmittel verschrieben?

Nur Ärzte, Zahnärzte und Tierärzte dürfen Betäubungsmittel verschreiben. Dafür benutzen sie ein **Betäubungsmittelrezept (BTM-Rezept).** Die BtM-Rezepte müssen beim **Bundesinstitut für Arzneimittel und Medizinprodukte (BfArM)** angefordert werden.

Betäubungsmittelrezept (BTM-Rezept)

Auf jedem BtM-Rezept stehen viele wichtige Angaben. Mit diesen Angaben kann die Apotheke das richtige Medikament abgeben.
Diese Informationen stehen über den **Patienten** auf dem Rezept:

- Vorname und Nachname
- Geburtsdatum
- Adresse

Diese Informationen über das **Medikament** stehen auf dem Rezept:

- Name des Medikaments
- Wie das Medikament gegeben wird. Zum Beispiel: Tablette, Pflaster.
- Wie viel Wirkstoff in einer Einheit enthalten ist. Zum Beispiel: 12 μg/h Matrixpflaster (Fentanyl) oder Dipidolor 10 mg/ml Injektionslösung.

Diese Informationen stehen über den **Arzt** auf dem Rezept:

- Vorname, Nachname und Beruf. Zum Beispiel: Facharzt für Allgemeinmedizin
- Adresse der Praxis
- Telefonnummer der Praxis
- Unterschrift

Auf dem Rezept steht auch das Ausstellungsdatum. Ein BtM-Rezept ist nur **7 Tage gültig.** Jedes BTM-Rezept hat seine eigene Nummer, die immer mit dokumentiert werden muss. Das BTM-Rezept besteht aus 3 Teilen. Teil 1 und Teil 2 bekommt die Apotheke. Teil 3 bleibt beim Arzt.

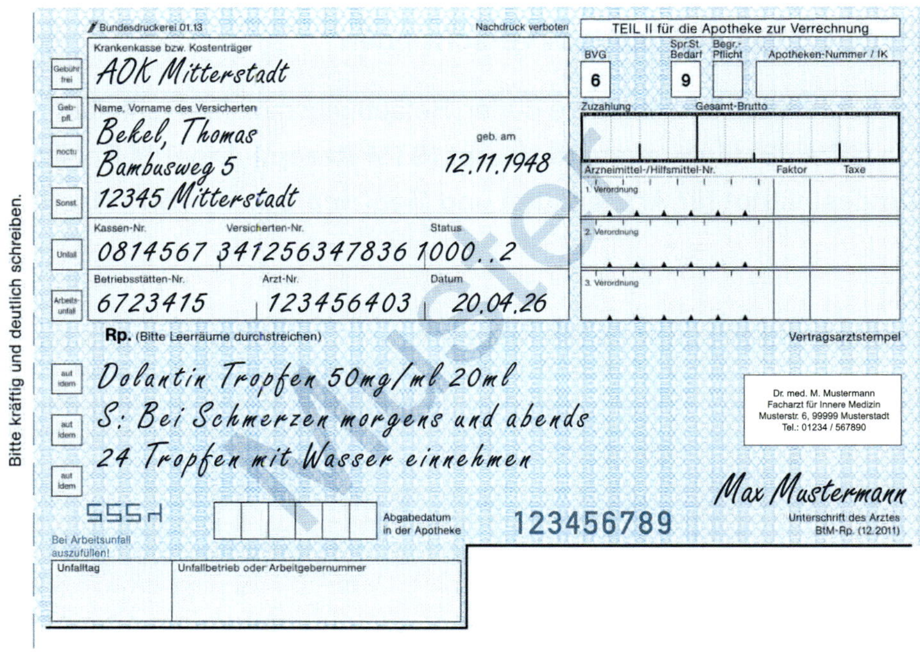

Abb. 3.2 Beispiel für ein richtig ausgefülltes BTM-Rezept (Quelle: BfArM, Bonn) [W329]

Verschreibung von Betäubungsmitteln für die Station

Wenn eine Station Betäubungsmittel braucht, muss ein spezielles Formular ausgefüllt werden. Dieses Formular heißt **Betäubungsmittelanforderungsschein**. Der Anforderungsschein besteht wie das BTM-Rezept aus **3 Teilen.** Teil 1 und Teil 2 bekommt die Apotheke. Teil 3 bleibt beim Arzt.

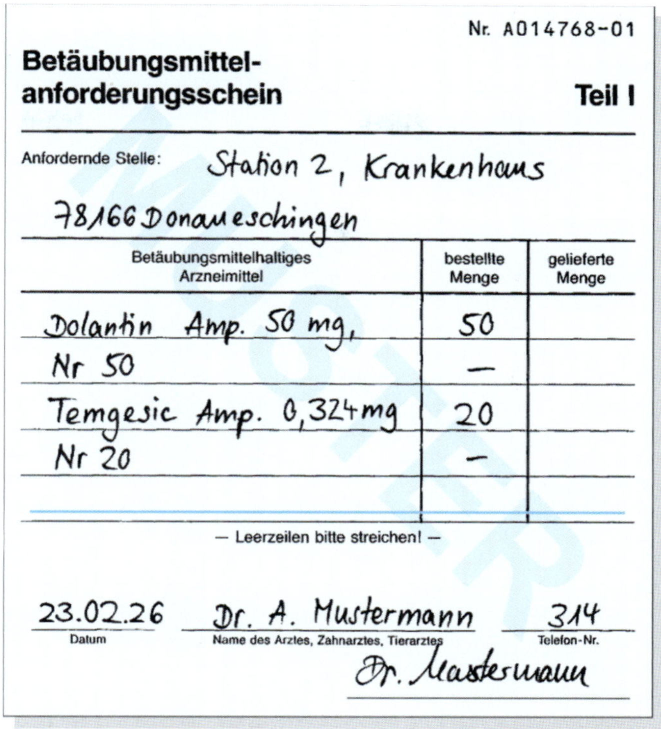

Nr. A014768-01

Betäubungsmittel-anforderungsschein **Teil I**

Anfordernde Stelle: Station 2, Krankenhaus 78166 Donaueschingen

Betäubungsmittelhaltiges Arzneimittel	bestellte Menge	gelieferte Menge
Dolantin Amp. 50 mg,	50	
Nr 50	–	
Temgesic Amp. 0,324 mg	20	
Nr 20	–	

— Leerzeilen bitte streichen! —

23.02.26 (Datum) | Dr. A. Mustermann (Name des Arztes, Zahnarztes, Tierarztes) | 314 (Telefon-Nr.)

Dr. Mustermann

Abb. 3.3 Ein Betäubungsmittelanforderungsschein. Der Anforderungsschein für Stationen wird nur im Krankenhaus benutzt. Er gilt **nicht** für Arztpraxen. Die Apotheke füllt die Spalte „gelieferte Menge“ aus. [T188]

Auf dem Anforderungsschein müssen diese Informationen stehen:

- Name der Station
- Datum
- Name des Medikaments, die Menge und die Form
- Name und Telefonnummer des Arztes, der das Betäubungsmittel verschreibt
- Unterschrift des Arztes

Alle Betäubungsmittel, die auf der Station verwendet werden, müssen in ein Buch eingetragen werden. Dieses Buch heißt **Betäubungsmittelbuch (BTM-Buch)**. Die Seiten im BTM-Buch sind nummeriert.
Am Ende jedes Monats prüft der Arzt, der das Rezept verschrieben hat,

- ob das BTM-Buch richtig ausgefüllt ist.
- ob die Menge an Betäubungsmitteln stimmt.

Wie Pflegefachpersonen mit Betäubungsmitteln umgehen müssen, steht in Kapitel 5.2.

4 Wie wirken Medikamente im Körper?

Eine Pflegefachperson weiß, wie Medikamente im Körper wirken. So kann eine Pflegefachperson besser verstehen,

- wann ein Medikament hilft.
- wie schnell ein Medikament wirkt.
- welche Nebenwirkungen auftreten können.

4.1 Welchen Weg geht ein Medikament im Körper?

Begriffserklärung

Pharmakokinetik: beschreibt, welchen Weg ein Medikament im Körper geht. Die Pharmakokinetik fragt:

- **Wie schnell** wirkt ein Medikament im Körper?
- **Wie lange** wirkt ein Medikament im Körper?
- **Wie stark** wirkt ein Medikament im Körper?

Das Medikament geht im Körper mehrere Schritte:

1. **Medikament in den Körper geben**
2. **aufnehmen**
3. **verteilen**
4. **verstoffwechseln**
5. **ausscheiden**

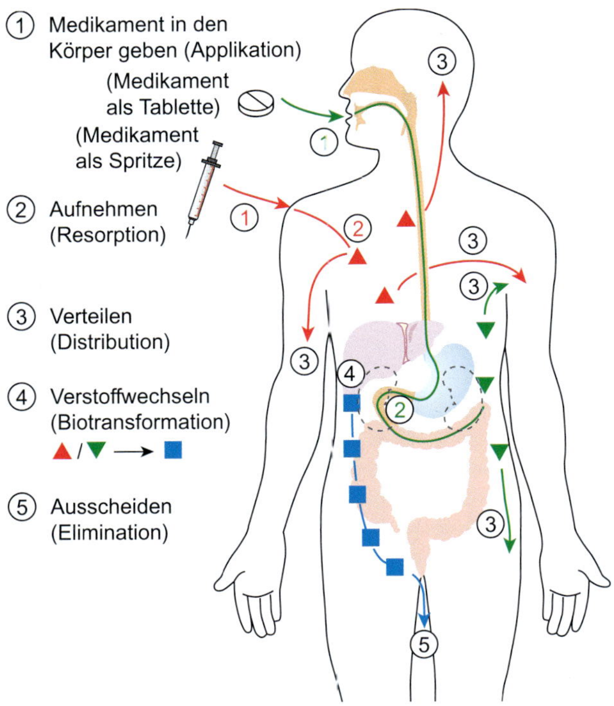

Abb. 4.1 Die Schritte eines Medikamentes durch den Körper. Dies ist eine vereinfachte Darstellung. [L143]

Das Medikament in den Körper geben

Begriffserklärung

Applikationsart: Das Wort Applikation bedeutet auch Anwendung. Die Applikationsart sagt, **wie** ein Medikament angewendet wird. Zum Beispiel: *oral, subkutan* oder *nasal.*

Das Medikament wird in den Körper gegeben. Das Fachwort dafür heißt: *Applikation.* Medikamente können auf unterschiedlichen Wegen zu ihrem Wirkungsort kommen. Wie ein Medikament gegeben wird, hängt von folgenden Fragen ab:

- Wie ist der Wirkstoff zusammengesetzt? Wie kann er aufgenommen werden?
- Wo im Körper soll das Medikament wirken?
- Wie schnell soll das Medikament wirken?
- Wie lange soll das Medikament wirken?
- Wie ist der Zustand des Patienten? Welche Wünsche hat der Patient? Zum Beispiel: Kann der Patient schlucken?

Im Körper setzt das Medikament den Wirkstoff frei.

Das Medikament aufnehmen

Begriffserklärung

Resorption: bedeutet, dass ein Wirkstoff in das Blut aufgenommen wird. Zum Beispiel: Bei Tabletten wird der Wirkstoff aus dem Darm in das Blut aufgenommen.

Das Medikament wandert durch den Körper, bis der Wirkstoff in die Blutbahn oder Lymphbahn aufgenommen wird. Das Fachwort für die Aufnahme heißt: **Resorption**. Wie schnell ein Stoff aufgenommen wird, hängt von folgenden Fragen ab:

- Welche Form hat das Medikament? Siehe auch Kapitel. 1.3.
- Wie hoch ist die Dosierung?
- Wie groß sind die Teilchen des Stoffs?
- Wie gut löst sich der Wirkstoff?
- Wie groß und durchblutet ist der Bereich, in dem das Medikament aufgenommen wird?

Zum Beispiel: Eine Person nimmt eine Tablette peroral (durch den Mund) ein. Die Tablette geht in den Magen und löst sich dort auf. Der Wirkstoff wird freigesetzt. Die Darmzotten im Darm nehmen den gelösten Wirkstoff auf. So kommt der Wirkstoff in die Blutbahn.

Das Medikament verteilen

Die Blutgefäße transportieren den Wirkstoff in verschiedene Bereiche im Körper. Das Fachwort für Verteilen heißt: **Distribution**. So kommt der Wirkstoff dorthin, wo er wirken soll. Am Wirkungsort muss der Stoff vom Blutgefäß durch die Zellwand gehen. Dafür gibt es verschiedene mögliche Transportwege. Es gibt verschiedene Räume, in denen sich das Medikament verteilt. Sie heißen auch **Verteilungsräume.**

Begriffserklärung

Distribution: bedeutet, dass ein Wirkstoff in verschiedene Bereiche im Körper verteilt wird.
Verteilungsräume: Wenn ein Wirkstoff in den Körper aufgenommen wurde, dann verteilt er sich im Körper. Er geht in bestimmte Räume, die Verteilungsräume heißen. Wie und wohin sich der Wirkstoff verteilt, das hängt von seinen Eigenschaften ab.
Es gibt zwei Hauptbereiche im Körper: den **Intrazellulärraum** und den **Extrazellulärraum.**
Der **Intrazellulärraum** ist das Wasser in den Körperzellen. Das sind ungefähr 75 % des Körpergewichts. Der **Extrazellulärraum** ist das Wasser außerhalb der Zellen. Zum Beispiel: das Plasmawasser, der Zwischenzellraum und andere Körperflüssigkeiten wie Liquor, Lymphe, Augenkammerwasser und Flüssigkeiten in Körperhöhlen und Organen. Das sind ungefähr 25 % des Körpergewichts.

4

Begriffserklärung

Lipophil: bedeutet „fettliebend". Ein lipophiler Stoff löst sich gut in Fett. Das Gegenteil ist hydrophil.
Hydrophil: bedeutet „wasserliebend". Ein hydrophiler Stoff löst sich gut in Wasser.

Lipophile Wirkstoffe lösen sich gut in Fett. Deshalb gehen lipophile Wirkstoffe in Gewebe mit hohem Fettgehalt. Sie können leicht durch die Zellmembran in die Körperzellen gehen. Deshalb sind sie meistens im Intrazellulärraum.
Hydrophile Wirkstoffe lösen sich gut in Wasser. Diese Wirkstoffe können schlecht durch die Zellmembran in die Körperzellen gehen. Außerdem werden hydrophile Wirkstoffe leicht über die Niere ausgeschieden. Diese Wirkstoffe sind meistens im Extrazellulärraum.
Manche Wirkstoffe kommen nicht überall im Körper gleich gut hin. Das liegt an den **Gewebeschranken**. Die Schranken schützen bestimmte Bereiche im Körper. Nur bestimmte Wirkstoffe können durch die Schranken gehen. Wichtige Gewebeschranken sind:

- die **Blut-Hirn-Schranke**
- die **Plazenta-Schranke**

- der **Übertritt in die Muttermilch**
- der **Übertritt in die Leber**

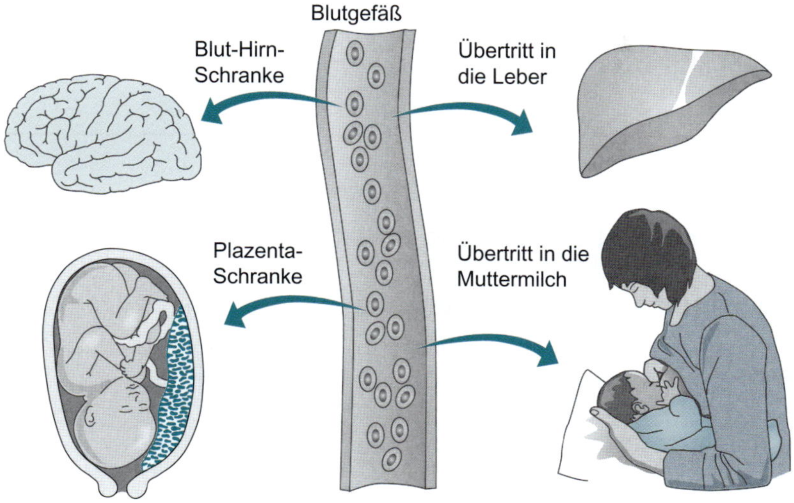

Abb. 4.2 Die Gewebeschranken
[L157]

Vorsicht

Medikamente während Schwangerschaft und Stillzeit
Einige Medikamente können durch die **Plazenta-Schranke** in den fetalen Blutkreislauf gehen. Das kann für den **Fötus** gefährlich sein. Deshalb sind bestimmte Medikamente für Schwangere **verboten.**
Auch in der Stillzeit können nicht alle Medikamente gegeben werden. Manche Medikamente gehen in die **Muttermilch** über und **schaden** dem Säugling.

Das Medikament verstoffwechseln

Begriffserklärung

Metabolismus: ist das Fachwort für Stoffwechsel. Der Metabolismus beschreibt alle chemischen Vorgänge im Körper, die einen Stoff verändern, abbauen oder in andere Stoffe umbauen.
Biotransformation: ist ein Teil des Stoffwechsels. Der Körper wandelt einen Stoff um, damit der Stoff besser ausgeschieden werden kann.

Einige Stoffe kann der Körper nicht einfach so über den Urin ausscheiden. Der Körper muss die Stoffe verändern, denn sonst würden sie im Körper bleiben. Das Fachwort dafür heißt: **Biotransformation**. Meistens passiert das in der Leber. Der Körper verändert die Stoffe, damit er die Stoffe ausscheiden kann.
Mit der Biotransformation verändert der Körper auch, **wie lange** und **wie stark** das Medikament wirkt.

Praxistipp

Geringere Dosis bei langsamem Stoffwechsel
Bei einigen Menschen ist der Stoffwechsel langsamer. Zum Beispiel bei:

- Menschen mit Erkrankungen an der Leber
- Säuglingen
- älteren und alten Menschen

Bei diesen Menschen wirkt ein Medikament länger und stärker. Dann kann es nötig sein, dass die Person eine **geringere Dosis** bekommt.

First-Pass-Effekt: Einige Medikamente gehen zuerst durch die Leber. Erst danach wirken sie im Körper. Das Fachwort dafür heißt: First-Pass-Effekt.
Die Leber verändert einen großen Teil des Medikaments. Dieser Teil wird wieder ausgeschieden. Nur ein kleiner Teil bleibt im Körper und kann wirken. Deshalb muss die orale Dosis oft erhöht werden. Oder das Medikament wird auf eine andere Art gegeben.

Das Medikament ausscheiden

Begriffserklärung

Elimination: bedeutet, dass der Körper ein Medikament wieder ausscheidet. Das kann über den Urin, den Stuhl oder die Atemluft geschehen. Ein anderes Fachwort für Elimination ist: **Exkretion.**

Die Fachwörter für Ausscheidung heißen auch: **Elimination** oder **Exkretion.** Der Körper kann den Stoff auf verschiedenen Wegen ausscheiden:

- über die Niere
- über Galle und Stuhl
- über die Atemluft

Die **Niere** ist das wichtigste Organ für die Ausscheidung. Darum ist es wichtig zu beachten, ob eine Person eine Erkrankung der Niere hat. Wenn die Niere nur **eingeschränkt** funktioniert, dann wirken Medikamente **stärker** und **länger.**

Praxistipp

Die Körperhaltung beeinflusst die Wirkung von Medikamenten
Wie schnell ein orales Medikament wirkt, das hängt auch von der Lage des Körpers ab. Wenn die Person nach der Einnahme auf der **rechten Seite** liegt, dann wirkt das Medikament am schnellsten. So gelangt das Medikament schneller vom Magen in den Darm.

Welche Wechselwirkungen können Medikamente haben?

Begriffserklärung

Wechselwirkungen: bedeutet 2 oder mehrere Medikamente beeinflussen sich gegenseitig, wenn sie gleichzeitig gegeben werden. Die Wirkung der Medikamente verändert sich. Die Wirkung kann dann stärker oder schwächer sein.

Wechselwirkungen gibt es zwischen:

- 2 oder mehreren Medikamenten
- einem Medikament und Nahrungsmitteln
- einem Medikament und Genussmitteln wie Alkohol oder Kaffee

Die Wechselwirkungen können in jedem Schritt durch den Körper passieren. Also vom Aufnehmen des Medikaments bis zum Ausscheiden.

Praxistipp

Gewohnheiten erfragen
Lebensmittel, Getränke und andere Mittel aus der Apotheke oder Drogerie können die Wirkung von Medikamenten verändern. Pflegefachpersonen sollten die Patienten nach ihren Gewohnheiten fragen. Zum Beispiel: „Nehmen Sie noch andere Medikamente, Vitamine oder Tees?“
Die Antwort wird in den Pflegebericht geschrieben. So können Ärzte und Pflegefachpersonen besser einschätzen, ob eine Wechselwirkung möglich ist.

4.2 Wie wirken Medikamente im Körper?

Begriffserklärung

Pharmakodynamik: beschreibt, wie ein Medikament im Körper wirkt. Die Pharmakodynamik fragt:

- Was macht das Medikament mit dem Körper?
- Wo wirkt das Medikament genau?
- Wie wirkt das Medikament?
- Welche unerwünschten Wirkungen gibt es?

Merkhilfe

Die **Pharmakokinetik** beschreibt den **Weg** des Medikaments durch den Körper. Von der Aufnahme bis zur Ausscheidung.
Die **Pharmakodynamik** beschreibt die **Wirkung** des Medikaments auf den Körper, also wo und wie es wirkt.

Die Pharmakodynamik untersucht Wirkstoffe und hilft, die richtige Dosierung für ein Medikament zu finden.

Die Dosierung

Damit ein Medikament gut wirken kann, muss es **in der richtigen Menge** gegeben werden. Diese Menge heißt: **Dosierung.** Die Dosierung soll so gewählt werden: Das Medikament soll die gewünschte Wirkung erreichen, aber keine gefährlichen Nebenwirkungen verursachen.

Die Mengenangaben

Es gibt unterschiedliche Angaben zur Menge:

- **Gewicht in Milligramm (mg).** Zum Beispiel: Metoprolol 50 mg.
- **Volumen in Milliliter (ml).** Zum Beispiel: Hustensaft 5 ml.
- **Internationalen Einheiten (IE).** Zum Beispiel: Heparin oder Insulin 1.000 I. E.
- **Prozent %.** Zum Beispiel: 1 % Clotrimazol Creme.

- **Stückzahl.** Zum Beispiel: 1 Tablette.
- **Dosis pro Körpergewicht.** Zum Beispiel: Enoxaparin 1 mg auf 1 kg Körpergewicht.

Initialdosis und Erhaltungsdosis

Begriffserklärung

Initialdosis: Initial bedeutet „am Anfang“. Die Initialdosis ist die erste Dosierung zu Beginn der Therapie.
Erhaltungsdosis: gleichmäßige Dosis, die fortlaufend gegeben wird.

Die Initialdosis ist häufig eine **höhere Dosis,** damit das Medikament **schnell** wirkt. Danach wird die **kleinere Erhaltungsdosis** gegeben. So bleibt die Wirkung im Körper gleich.
Zum Beispiel: Bei einer schweren Infektion wird ein Antibiotikum in einer hohen Initialdosis gegeben, damit es sofort stark wirkt. Danach reicht die Erhaltungsdosis, um die Wirkung zu halten.

Dosierungsintervall

Das Dosierungsintervall ist die Zeit zwischen zwei Gaben oder Einnahmen. Das Dosierungsintervall hängt davon ab, wie lange ein Medikament im Körper wirksam bleibt. Wenn das Intervall zu kurz ist, dann kann zu viel vom Medikament im Körper sein. Das kann zu einer **Überdosierung** führen.

Dosis-Wirkungs-Beziehung

Die **Dosis-Wirkungs-Beziehung** beschreibt, wie stark ein Medikament wirkt, wenn die Dosis erhöht wird. Mehr ist nicht immer besser. Und die doppelte Menge bedeutet nicht, dass das Medikament doppelt wirkt. Ab einem bestimmten Punkt gibt es keine stärkere Wirkung mehr, aber mehr **Nebenwirkungen.**

4

Begriffserklärung

Schwellendosis: die kleinste Dosis, die eine Wirkung zeigt. Bei weniger als dieser Dosis passiert im Körper nichts.
Effektive Dosis (ED): die Dosis, bei der das Medikament wirkt. Zum Beispiel: Das Schmerzmittel lindert den Schmerz.
Letale Dosis (LD): *letal* bedeutet tödlich. Die letale Dosis schädigt den Körper schwer oder führt sogar zum Tod.
Therapeutische Breite: ist der Bereich zwischen der wirksamen Dosis (ED) und der gefährlich hohen Dosis (LD). Je **größer** die therapeutische Breite ist, desto **sicherer** ist das Medikament.

Die Wirkung von Medikamenten hängt von der Dosis ab. Damit das Medikament wirkt, muss die richtige Menge eingenommen werden. Diese Dosis heißt: **effektive Dosis.** Wenn eine Dosis zu hoch ist, dann kann sie dem Körper schaden oder sogar tödlich sein. Diese Dosis heißt: **letale Dosis.** Zwischen der effektiven Dosis und der letalen Dosis liegt die **therapeutische Breite.** Die therapeutische Breite beschreibt, wie viel des Medikaments ausreicht und ab wann die Dosis schädlich ist. Die therapeutische Breite zeigt also, wie **sicher** ein Medikament ist:

- Ein Medikament mit **großer therapeutischer Breite** ist **sicherer,** weil der Abstand groß ist.
- Ein Medikament mit **kleiner therapeutischer Breite** kann schneller schädlich sein. Deshalb muss das Medikament **sehr genau dosiert** werden.

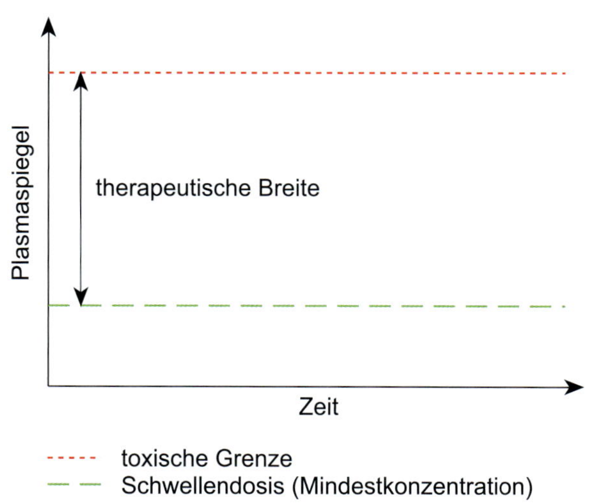

Abb. 4.3 Die therapeutische Breite liegt zwischen der Schwellendosis und der toxischen Grenze (letale Dosis). Je größer der therapeutische Bereich ist, desto sicherer ist das Medikament.
[L143]

Merkhilfe

Medikamente wirken erst ab einer bestimmten Dosis:

- **Zu wenig** von einem Medikament zeigt **keine Wirkung.** Zum Beispiel: Zu wenig von einem Schmerzmittel lindert die Schmerzen nicht.
- **Zu viel** von einem Medikament kann den Körper **schädigen** und sogar **tödlich** sein.
- Der Bereich zwischen Wirkung und Schädigung ist die therapeutische Breite. In diesem Bereich wirkt das Medikament, ohne zu schaden.

Was passiert bei längerer Einnahme?

Manche Medikamente wirken nach längerer Einnahme **schwächer.** Das heißt auch: **Toleranz.** Dann muss die Dosis erhöht werden, damit das Medikament so stark wie vorher wirkt. Ein Beispiel dafür ist **Morphin.**
Manchmal wirkt ein Medikament schon **nach kurzer Zeit schwächer,** wenn es oft hintereinander gegeben wird. Das Fachwort dafür heißt: **Tachyphylaxie**. Nach einer **Pause** wirkt es wieder normal. Ein Beispiel dafür ist **Ephedrin.**

Pharmakodynamische Wechselwirkungen

Wenn mehrere Medikamente gegeben werden, dann können sich die Wirkstoffe gegenseitig beeinflussen. Das heißt: **Wechselwirkung.**
Manchmal verstärken sich die Wirkstoffe. Dann wirken sie zusammen stärker.
Das Fachwort dafür heißt: **Synergismus**.
Manchmal schwächen sich die Wirkstoffe. Das Fachwort dafür heißt: *Antagonismus.*
Ein *Synergismus* kann nützlich sein. Dann reichen kleinere Mengen von jedem Medikament aus.
Zum Beispiel: Gegen einen Harnwegsinfekt werden oft die Wirkstoffe **Trimethoprim** und **Sulfonamid** zusammen gegeben. Jeder Wirkstoff allein hemmt das Wachstum der Bakterien. Nur zusammen töten sie die Bakterien ab.

Wo wirken Medikamente?

Die Pharmakodynamik untersucht auch, wie ein Medikament im Körper wirkt. Die Pharmakodynamik beschreibt, an welcher Stelle im Körper der Wirkstoff ansetzt. Und wie der Wirkstoff dort im Körper eine **Wirkung auslöst.** Ein sehr häufiger Wirkmechanismus von Medikamenten ist die **Wechselwirkung mit Rezeptoren.**

Rezeptoren

Rezeptoren sind **Eiweiße** in Zellen und Zellwänden. Rezeptoren sind wie ein Türschloss. Nur der richtige Schlüssel passt und kann sie aufschließen. Es gibt viele verschiedene Rezeptoren im Körper, die verschiedene Schlüssel brauchen. Die Schlüssel heißen **Liganden**. Nur wenn Liganden die passende Form haben, dann können sie sich an einen **Rezeptor** binden.
Wirkstoffe können Liganden sein und sich an die Rezeptoren binden. Wirkstoffe können dabei unterschiedlich wirken:

- als **Agonist**
- als **Antagonist**
- als **nichtkompetitiver Hemmer**

Agonisten binden an den Rezeptor und lösen einen Effekt (Wirkung) aus. Agonisten passen wie ein Schlüssel und schließen das Schloss auf.
Zum Beispiel: Der Wirkstoff Morphin bindet an den Opioid-Rezeptor und aktiviert ihn. Dadurch werden die Schmerzen gelindert.

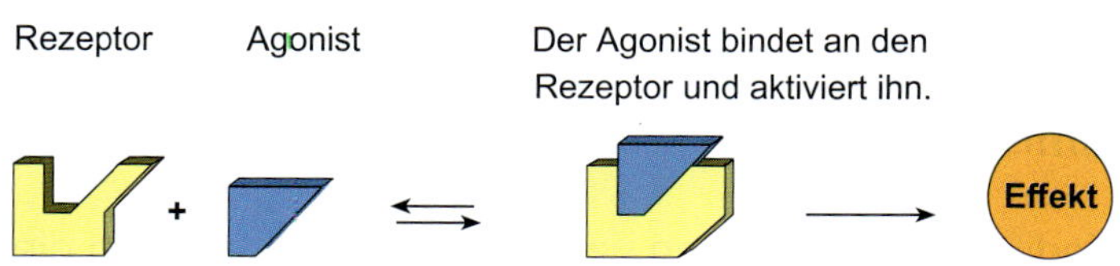

Abb. 4.4 Durch den Agonisten (blau) wird der Rezeptor (gelb) aktiviert. Dadurch entsteht ein Effekt.
[L157]

Antagonisten heißen auch Gegenspieler oder **kompetitive Hemmer**.
Zum Beispiel: Der Wirkstoff Naloxon blockiert die Opioid-Rezeptoren. Er bindet an die Rezeptoren, ohne sie zu aktivieren. Opioide können dann schlechter wirken.

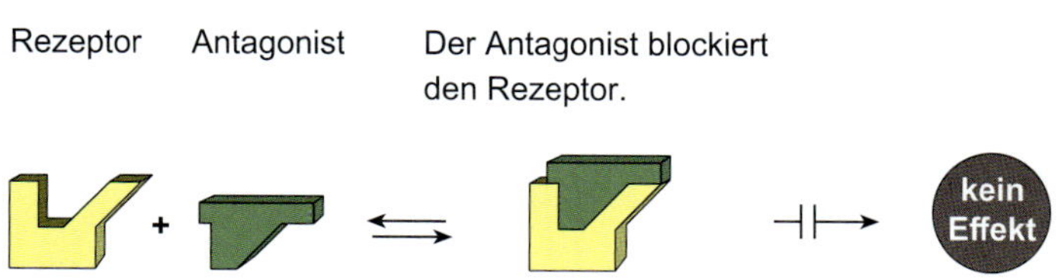

Abb. 4.5 Durch den Antagonisten (grün) wird der Rezeptor (gelb) blockiert. Dadurch entsteht kein Effekt.
[L157]

Nichtkompetitive Hemmer binden an eine andere Stelle des Rezeptors als der normale Wirkstoff. Nichtkompetitive Hemmer verändern den Rezeptor so, dass der normale Wirkstoff schlechter wirken kann. Die Wirkung wird dann schwächer. Zum Beispiel: Der Wirkstoff Ketamin blockiert den Rezeptor an einer anderen Stelle als der natürliche Botenstoff. Dadurch hemmt er die Signalübertragung, was schmerzlindernd und bewusstseinsverändernd wirkt.

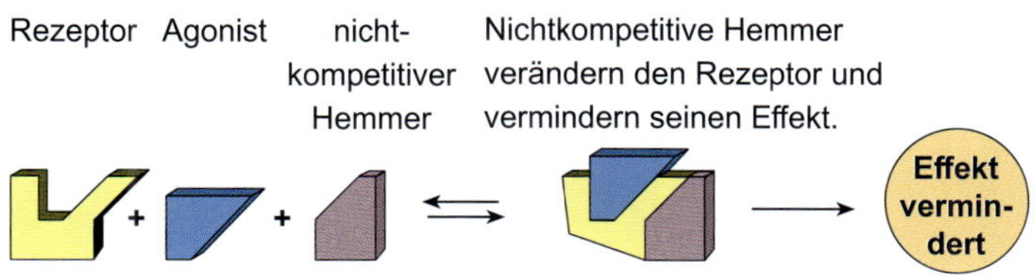

Abb. 4.6 Durch den Agonisten (blau) wird der Rezeptor (gelb) aktiviert. Aber der nichtkompetitive Hemmer (lila) vermindert den Effekt.
[L157]

Welche anderen Wirkmechanismen von Medikamenten gibt es?

Häufig wirken Medikamente an Rezeptoren. Es gibt aber auch andere Wirkmechanismen, siehe Tab. 4.1

Tab. 4.1 Andere Wirkmechanismen von Medikamenten

Wirkmechanismus	Beispiel
Den pH-Wert verändern	Antazida
Nervenzellen beeinflussen	Lokalanästhetika
Transportprozesse beeinflussen	Diuretika
Enzyme beeinflussen	ACE-Hemmer
Mikroorganismen beeinflussen	Penicilline

4

5 Wie werden Medikamente vorbereitet? Wie werden Medikamente gegeben?

5.1 Wie werden Medikamente vorbereitet?

Begriffserklärung

Medikamente werden für einen Patienten normalerweise vorbereitet. Das heißt auch: **Medikamente richten** oder **Medikamente stellen.**

Praxistipp

Unterschiede zwischen Krankenhaus und Langzeitpflege

Medikamente richten im Krankenhaus

Im Krankenhaus bereiten Pflegefachpersonen die Medikamente für Patienten meistens für den ganzen Tag vor. Die Pflegefachpersonen erledigen das oft im Spätdienst oder Nachtdienst.

Medikamente richten in der stationären Langzeitpflege oder ambulanten Langzeitpflege

In der Langzeitpflege richten Pflegefachpersonen die Medikamente für Bewohner oder Klienten für 1 Woche oder 2 Wochen. Manchmal richtet auch eine Apotheke die Medikamente.

Pflegefachpersonen richten die Medikamente in einem **Dispenser**. Das ist eine Box mit verschiedenen Fächern für die verschiedenen Uhrzeiten und Tage.

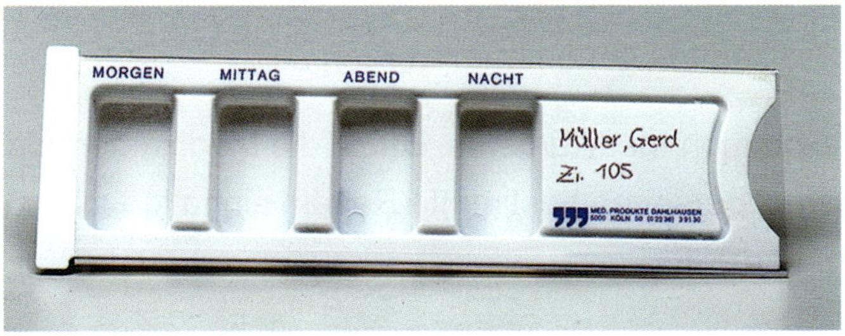

Abb. 5.1 Ein Dispenser. Darin werden die Tabletten für einen Tag sortiert nach „Morgen“, „Mittag“, „Abend“ und „Nacht“.
[K183]

In manchen Einrichtungen verpackt eine Apotheke die Medikamente für die Klienten in **Blisterpackungen.** Die Medikamente sind in einer Folie verschlossen, die sich leicht aufreißen und öffnen lässt.
Auf den Blisterpackungen stehen:

- der Name des Patienten
- alle Medikamente im **Blister**
- die Zeit der Einnahme

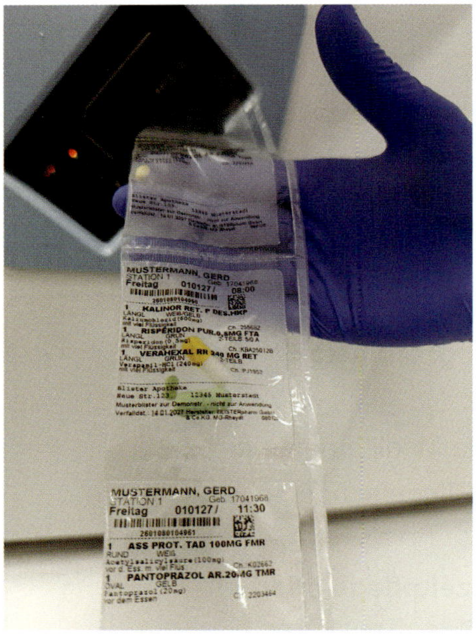

Abb. 5.2 Eine Person hält mehrere Blisterpackungen in der Hand. Darin sind die Medikamente, die eine Person zu einem bestimmten Zeitpunkt einnehmen soll. Jede einzelne Packung ist genau beschriftet. [U411]

Ein Arzt verordnet die Medikamente. Der Arzt dokumentiert:

- die persönlichen Daten der Patienten, wie Name und Geburtsdatum
- das Medikament, welche Form das Medikament hat und die Wirkstoffmenge
- die Dosis und wie häufig das Medikament eingenommen werden soll
- Hinweise, wenn es Besonderheiten zu der Einnahme mit Nahrung gibt
- wie lange das Medikament genommen werden soll

Viele Patienten bekommen Medikamente. Damit die Medikamente richtig wirken, müssen die Pflegefachpersonen bestimmte Regeln einhalten. Nur so ist die Behandlung sicher und hilft.

5

Vorsicht

Wenn Medikamente falsch gegeben werden, dann kann das sehr gefährlich sein. Es kann passieren, dass die Behandlung nicht hilft. Oder die Heilung dauert länger. Manchmal geht es den Patienten danach sogar schlechter.

Damit Pflegefachpersonen Medikamente richtig geben, gibt es die **10-R-Regel**. Die Regel macht die Behandlung sicherer, auch wenn viele Patienten versorgt werden.

Die 10-R-Regel

Bei der 10-R-Regel fragen sich die Pflegefachpersonen **vor, während** und **nach** der Medikamentengabe:

- Ist es die **richtige Person?**

  Gebe ich das Medikament dem richtigen Patienten?

- Ist es das **richtige Medikament?**

  Ist es genau das Medikament, das der Patient bekommen soll?

- Ist es die **richtige Dosis?**

  Ist es die richtige Menge? Nicht zu viel und nicht zu wenig?

- Ist es die **richtige Applikationsart?**

  Wie soll das Medikament gegeben werden? Zum Beispiel als Tablette, Tropfen oder Spritze?

- Ist es der **richtige Zeitpunkt?**

  Gebe ich das Medikament zur richtigen Uhrzeit? Zum Beispiel morgens oder vor dem Essen?

- Ist es die **richtige Anwendungsdauer?**

  Wie lange soll das Medikament gegeben werden? Nur einmal, mehrere Tage oder dauerhaft?

- Ist es die **richtige Aufbewahrung?**

  Habe ich das Medikament richtig gelagert? Zum Beispiel im Kühlschrank?

- Ist es das **richtige Risikomanagement?**

  Gibt es ein Risiko? Wie mache ich keine Fehler?

- Ist es die **richtige Dokumentation?**

  Habe ich alles richtig dokumentiert? Gibt es Besonderheiten bei der Dokumentation? Grundsätzlich gilt: Was nicht dokumentiert ist, ist nicht gemacht.

- Ist es die **richtige Entsorgung?**

  Habe ich das Medikament und seine Verpackung richtig entsorgt? Zum Beispiel leere Kanülen in die Abwurfbox?

Praxistipp

Pflegefachpersonen **prüfen** das Medikament **3 Mal:**

1. Wenn sie das Medikament aus dem Schrank herausnehmen
2. Wenn sie das Medikament aus der Schachtel herausnehmen
3. Wenn sie das Medikament in den Schrank zurückstellen

Wie werden Medikamente entsorgt?

Medikamente müssen in diesen Fällen entsorgt werden:

- Wenn die Qualität vermindert ist. Zum Beispiel: In der Infusionslösung schwimmen Kristalle oder Flocken.
- Wenn Medikamente angebrochen sind und nicht mehr benötigt werden.
- Wenn Medikamente abgelaufen sind.

Betäubungsmittel werden speziell entsorgt. (Weitere Informationen zu diesem Thema finden Sie im Textabschnitt unter der Überschrift „**Wie werden Betäubungsmittel vernichtet**?“ in Kapitel 5.2.)

Vorsicht

Medikamente gehören **nicht** in die Toilette oder in den Ausguss.
Medikamente dürfen in den **Restmüll.**
Kinder dürfen nicht an die Medikamente herankommen.
Spitze und infektiöse Gegenstände und Medikamente zur Behandlung von Krebs müssen in verschlossene Abwurfbehälter.

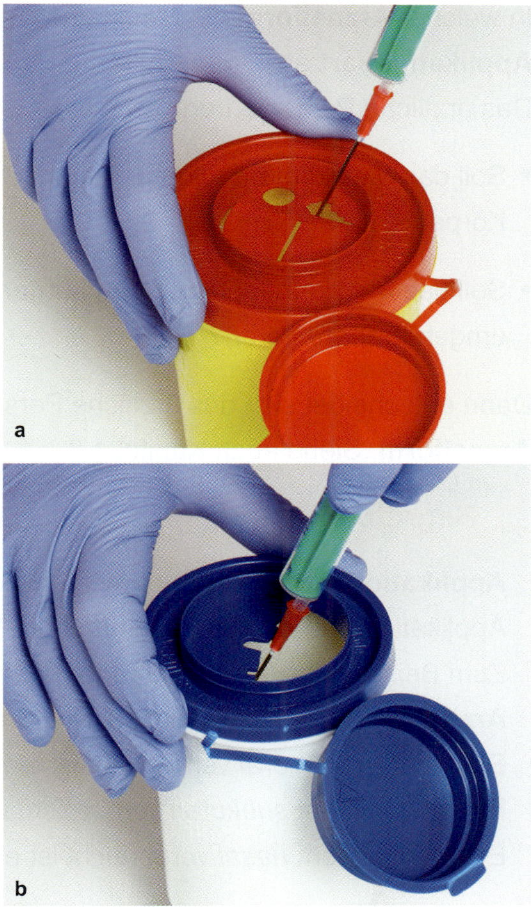

Abb. 5.3 Abwurfbehälter für Spritzen und andere spitze und scharfe Gegenstände. Die Behälter brechen nicht. Spritzen können nicht durchstechen.
[K115]

5.2 Wie werden Medikamente gegeben?

Wer hat welche Verantwortung?

Anordnungsverantwortung: Der Arzt entscheidet, welches Medikament gegeben werden soll. Der Arzt hat die Anordnungsverantwortung und haftet für die Therapie. Er muss auch überprüfen, ob das Medikament richtig gegeben wird. Der Arzt hat also auch eine **Aufsichtspflicht** und **Kontrollpflicht.**

Durchführungsverantwortung: Die Pflegefachperson gibt Medikamente. Sie muss aufpassen, dass sie die Aufgabe richtig und sicher macht. Wenn sie dabei einen Fehler macht, kann sie dafür **haftbar** gemacht werden. Die Pflegefachperson ist verantwortlich, falls etwas passiert. Deshalb darf sie die Aufgabe nur übernehmen, wenn sie dafür ausgebildet ist und sich sicher fühlt. Wenn sie sich **nicht sicher** fühlt, dann muss sie die Aufgabe **ablehnen.**

In welcher **Arzneiform** ein Medikament gegeben wird, hängt von der **Applikationsart** ab.
Das ärztliche Personal fragt:

- Soll das Medikament **lokal** an einem Ort wirken oder **systemisch** im ganzen Körper?
- Soll das Medikament durch den **Magen-Darm-Trakt** gehen (*enteral*) oder ihn umgehen (*parenteral*)?

Dann entscheidet sich das ärztliche Personal für die **Applikationsart** und die **Arzneiform.** Siehe auch Kapitel 1.3.

Begriffserklärung

Applikationsart: beschreibt, **wie** das Medikament gegeben wird.
Applikation bedeutet Anwendung oder Verabreichung.
Zum Beispiel: *oral, subkutan* oder *nasal.*
Arzneiform: Die Applikationsart bestimmt die Arzneiform. Zum Beispiel:
Ein Medikament *oral* verabreicht ist eine Tablette oder ein Saft.
Ein Medikament *subkutan* verabreicht ist eine Injektion.
Ein Medikament *nasal* verabreicht ist ein Spray oder eine Salbe.

Medikamente enteral geben

Begriffserklärung

Enteral: Das Medikament wird über den **Magen-Darm-Trakt** aufgenommen. Entweder über den **Mund** oder über den **Darm.**
Siehe Tab. 5.1
Zum Beispiel: Tabletten, Säfte oder Tropfen.

Tab. 5.1 Enterale Applikationsformen

Wie wird das Medikament gegeben? (*Applikationsform*)	**Wohin wird das Medikament gegeben?**	**Zum Beispiel:**
lingual	auf die Zunge	eine Schmelztablette
buccal	in die Wangentasche im Mund	eine Tablette, die den Wirkstoff in die Mundschleimhaut freigibt. Zum Beispiel bei einer Soor-Infektion.
sublingual	unter die Zunge	ein Sublingualspray, Tropfen
oral	auf die Mundschleimhaut	eine Lutschtablette bei einer Entzündung der Rachenschleimhaut, eine Suspension bei einer Soor-Infektion
peroral	in den Mund und heruntergeschluckt, dadurch gelangt es in den Magen-Darm-Trakt	eine Tablette
rektal	auf die Enddarmschleimhaut	ein Zäpfchen bei Fieber

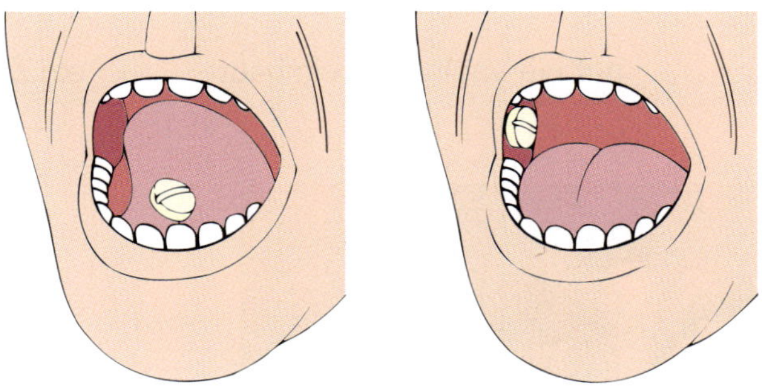

Abb. 5.4 A) Die Tablette wird *sublingual* (unter die Zunge) gegeben. B) die Tablette wird *buccal* (in die Wangentasche) gegeben. [G476-003]

Medikamente parenteral geben

Begriffserklärung

Parenteral: Das Medikament geht **nicht** durch den Magen-Darm-Trakt.
Zum Beispiel: eine subkutane Injektion oder eine Infusion in eine Vene.
Siehe Tab. 5.2.
Das Medikament geht dabei an einer natürlichen Körpergrenze vorbei.
Es kommt dann **schneller** in den Blutkreislauf.

Tab. 5.2 Parenterale Applikationsformen

Wie wird das Medikament gegeben? (*Applikationsform*)	**Wohin wird das Medikament gegeben?**	**Zum Beispiel:**
epikutan	auf die Haut	ein Schmerzpflaster
intravenös (i. v.)	in eine Vene	ein Antibiotikum als Infusion
intramuskulär (i. m.)	in einen Muskel	ein Impfstoff in den Oberarm
konjunktival	in das Auge auf die Bindehaut	Augentropfen bei einer Bindehautentzündung
nasal	auf die Nasenschleimhaut	eine Salbe
pulmonal	über die Atemwege in die Lunge	ein Spray bei Asthma
subkutan (s. c.)	in das Unterhautfettgewebe	eine Insulin-Injektion
vaginal	auf die Vaginalschleimhaut	ein Zäpfchen

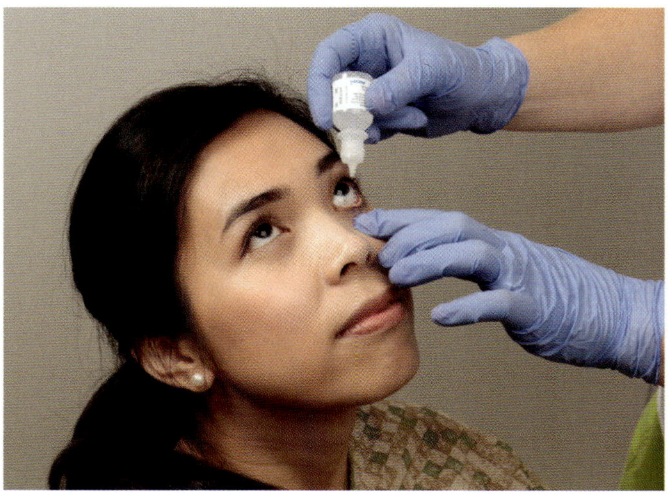

Abb. 5.5 Das Medikament wird *konjunktival* im Auge angewendet. [E1284-002]

Wie gehen Pflegefachpersonen mit Betäubungsmitteln um?

Bei der Lagerung, der Dokumentation und der Vernichtung von Betäubungsmitteln gibt es besondere Vorschriften.

Wie werden Betäubungsmittel gelagert?

Betäubungsmittel werden **getrennt** von anderen Arzneimitteln aufbewahrt. Betäubungsmittel müssen besonders sicher aufbewahrt werden. Betäubungsmittel gehören in einen stabilen und abschließbaren **Schrank,** am besten in einen Stahlschrank mit Einzelschloss.

Begriffserklärung

Unterschiedliche Lagerung von Betäubungsmitteln
Der Zugriff auf Betäubungsmittel ist in **stationären Einrichtungen** streng geregelt. Nur Pflegefachpersonen, ärztliches Personal und Apothekenpersonal dürfen Zugriff auf die Medikamente haben.
In der **ambulanten Pflege** gehören alle Medikamente dem Klienten, auch Betäubungsmittel. Pflegefachpersonen können dem Klienten erklären, wie er die Medikamente sicher zu Hause aufbewahren kann. Auf Wunsch kann auch der Pflegedienst die Medikamente für den Klienten lagern.
Im Pflegedienst gelten dann die gleichen Regeln wie in stationären Einrichtungen.

Wie dokumentieren Pflegefachpersonen den Umgang mit Betäubungsmitteln?

Begriffserklärung

BTM-Buch: Im BTM-Buch dokumentieren Pflegefachpersonen den Bestand an Betäubungsmitteln und den Verbrauch für Patienten.

Pflegefachpersonen müssen den Umgang mit Betäubungsmitteln lückenlos dokumentieren. Das bedeutet: Pflegefachpersonen schreiben alles dazu in ein **BTM-Buch** oder eine **Betäubungsmittel-Kartei:**

- wenn ein Betäubungsmittel entnommen wird, zurückgegeben wird oder zerstört wird
- mit allen Angaben zu Datum, Uhrzeit, Menge, Patient oder Patientin, Name der Pflegefachperson und Zweck

Lückenlos zu dokumentieren, das bedeutet auch,

- dass der ganze Weg des Medikaments sichtbar sein muss: von der Apotheke bis zum Patienten oder in den Müll.
- dass keine Eintragung fehlen darf.

Es muss der gleiche Bestand im Buch oder in der Kartei stehen wie im Schrank.
Nichts darf fehlen!
Pflegefachpersonen dürfen Betäubungsmittel nur verabreichen, wenn es eine **ärztliche Verordnung** gibt. Die Verordnung muss schriftlich vorliegen und richtig und vollständig sein.

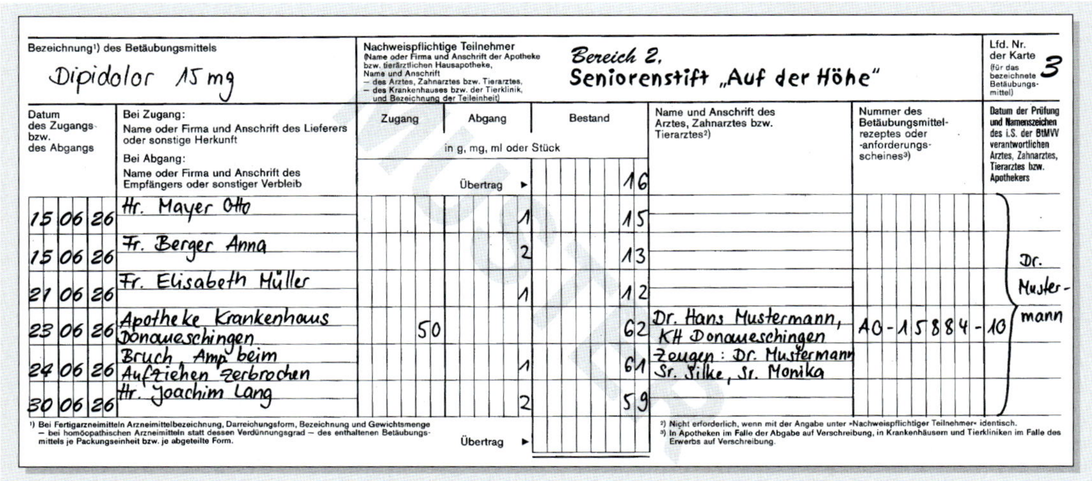

Bezeichnung[1]) des Betäubungsmittels: Dipidolor 15 mg

Nachweispflichtige Teilnehmer (Name oder Firma und Anschrift der Apotheke bzw. tierärztlichen Hausapotheke, Name und Anschrift – des Arztes, Zahnarztes bzw. Tierarztes, – des Krankenhauses bzw. der Tierklinik, und Bezeichnung der Teileinheit): Bereich 2, Seniorenstift „Auf der Höhe"

Lfd. Nr. der Karte (für das bezeichnete Betäubungsmittel): 3

Datum des Zugangs bzw. des Abgangs	Bei Zugang: Name oder Firma und Anschrift des Lieferers oder sonstige Herkunft Bei Abgang: Name oder Firma und Anschrift des Empfängers oder sonstiger Verbleib	Zugang (in g, mg, ml oder Stück)	Abgang (in g, mg, ml oder Stück)	Bestand (in g, mg, ml oder Stück)	Name und Anschrift des Arztes, Zahnarztes bzw. Tierarztes[2])	Nummer des Betäubungsmittelrezeptes oder -anforderungsscheines[3])	Datum der Prüfung und Namenszeichen des i.S. der BtMVV verantwortlichen Arztes, Zahnarztes, Tierarztes bzw. Apothekers
			Übertrag ▸	16			
15 06 26	Hr. Mayer Otto		1	15			Dr. Mustermann
15 06 26	Fr. Berger Anna		2	13			
21 06 26	Fr. Elisabeth Müller		1	12			
23 06 26	Apotheke Krankenhaus Donaueschingen	50		62	Dr. Hans Mustermann, KH Donaueschingen	A0-15884-10	
24 06 26	Bruch, Amp. beim Aufziehen zerbrochen		1	61	Zeugen: Dr. Mustermann Sr. Silke, Sr. Monika		
30 06 26	Hr. Joachim Lang		2	59			
			Übertrag ▸				

[1]) Bei Fertigarzneimitteln Arzneimittelbezeichnung, Darreichungsform, Bezeichnung und Gewichtsmenge – bei homöopathischen Arzneimitteln statt dessen Verdünnungsgrad – des enthaltenen Betäubungsmittels je Packungseinheit bzw. je abgeteilte Form.
[2]) Nicht erforderlich, wenn mit der Angabe unter »Nachweispflichtiger Teilnehmer« identisch.
[3]) In Apotheken im Falle der Abgabe auf Verschreibung, in Krankenhäusern und Tierkliniken im Falle des Erwerbs auf Verschreibung.

Abb. 5.6 Eine Seite aus einem BTM-Buch. In das Buch werden alle gelieferten Betäubungsmittel eingetragen, die benutzt wurden, zurückgegeben wurden oder zerstört wurden.
[W188]

Wie werden Betäubungsmittel verabreicht?

Pflegefachpersonen holen das Medikament aus dem Betäubungsmitteltresor.
Pflegefachpersonen tragen die Entnahme in das BTM-Buch ein. Dabei schreiben sie den Namen des Patienten dazu.
Das Medikament wird dem Patienten nach der Entnahme so schnell wie möglich gegeben.

Praxistipp

Beobachtung der Wirkung und Nebenwirkungen
Pflegefachpersonen beobachten die Wirkung und Nebenwirkungen von Betäubungsmitteln, die sie Patienten geben. Zum Beispiel: Müdigkeit, Übelkeit und Erbrechen, nachdem ein Patient ein **Opioid** bekommen hat.

Wie werden Betäubungsmittel vernichtet?

Abgelaufene oder nicht mehr benötigte Betäubungsmittel müssen so vernichtet werden, dass niemand sie wiederverwenden kann. Andere Menschen und die Umwelt dürfen dabei keinen Schaden bekommen.
Es gibt 2 Möglichkeiten:

- Die Medikamente werden an die Apotheke zurückgegeben.
- Oder die Medikamente werden auf der Station entsorgt. Dabei müssen **2 Zeugen** anwesend sein.

So entsorgen Pflegefachpersonen Betäubungsmittel:

- Pflegefachpersonen öffnen Ampullen und Tropfen und geben die Flüssigkeit auf einen **Zellstoff.** Der Zellstoff wird in den **Restmüll** geworfen.
- Tabletten werden zerkleinert und in Wasser **aufgelöst.** Dann werden sie auf einen **Zellstoff** gegeben und in den **Restmüll** geworfen.
- Pflaster werden mit der Klebeseite aufeinander geklebt. Dann werden die Pflaster **in Stücke** geschnitten und in den **Restmüll** geworfen.

Die Pflegefachpersonen müssen auch das Vernichten der Betäubungsmittel **dokumentieren.** Dazu gehört:

- das Datum
- die vernichtete Menge
- der Grund

Auch die 2 Zeugen müssen die Dokumentation unterschreiben.

6 Welche Medikamente helfen gegen Schmerzen?

Schmerzen sind ein wichtiges Zeichen des Körpers. Schmerzen zeigen, dass der Körper krank ist oder innere oder äußere Organe verletzt sind. Schmerzen warnen und schützen.
Schmerzen sind unangenehm und belastend. Deswegen sind Schmerzen der häufigste Grund, um Medikamente einzunehmen.

Begriffserklärung

Analgetika: Medikamente gegen Schmerzen.

Es gibt 2 verschiedene Gruppen von Analgetika:

- **Opioid-Analgetika**
- **Nicht-Opioid-Analgetika**

Schmerzen selbst sind keine Krankheit, sondern ein **Symptom.** Schmerzen haben eine Ursache, die geklärt werden muss. Bei chronischen Schmerzen oder bei Tumorschmerzen im Endstadium ist eine Schmerztherapie aber die einzige helfende Therapieform.

Welche Formen von Schmerzen gibt es?

Begriffserklärung

Somatische Schmerzen: somatisch bedeutet: körperlich. Die Schmerzen können an der Körperoberfläche sein oder tiefer. Zum Beispiel: im Muskel.
Viszerale Schmerzen: viszeral bedeutet: die Eingeweide betreffend. Viszerale Schmerzen sind Schmerzen in den inneren Organen. Zum Beispiel: Schmerzen im Magen.

Schmerzen können an verschiedenen Stellen im Körper auftreten. Schmerzen können unterschiedlich stark auftreten. Es gibt diese Formen von Schmerzen:

- **Oberflächenschmerz** (an der Haut oder Schleimhaut)
- **Tiefenschmerz** (in den Muskeln, Gelenken oder Knochen)
- **Eingeweideschmerz** (in den inneren Organen)

Schmerzen von Muskeln, Haut und Bindegewebe heißen **somatische Schmerzen.** Eingeweideschmerzen heißen **viszerale Schmerzen.**

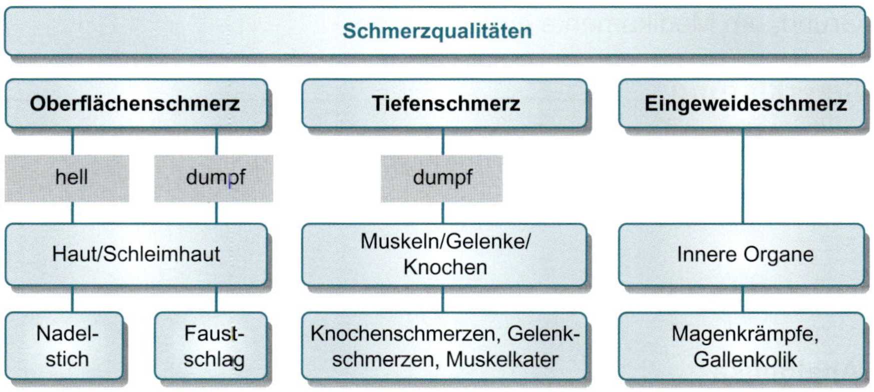

Abb. 6.1 Die verschiedenen Formen von Schmerzen [L157]

Was machen Medikamente gegen Schmerzen?

Begriffserklärung

Analgesie: einen Schmerz ausschalten oder unterdrücken.

Medikamente können Schmerzen lindern oder ausschalten beziehungsweise beseitigen. Das Fachwort dafür heißt: **Analgesie**.
Schmerzen können auf verschiedene Arten gelindert werden:

- **An den Schmerzrezeptoren im Körper (peripher).** *Prostaglandine* verstärken hier die Signale für Schmerzen und Entzündungen. Medikamente wie **Ibuprofen** hemmen die Bildung von Prostaglandinen. Weniger Prostaglandine bedeuten weniger Schmerz.
- **An den Nervenbahnen.** Schmerzreize laufen über die Nerven zum Gehirn. Bei einer lokalen Betäubung (Lokalanästhesie) werden die Schmerzreize nicht mehr weitergeleitet. Der Schmerzreiz erreicht das Gehirn nicht.

- **Im zentralen Nervensystem (ZNS).** Dort sitzen zentrale Schmerz-Rezeptoren. Medikamente wie Morphin binden an die Opioid-Rezeptoren und blockieren die Schmerzsignale.
- **Das Erleben von Schmerz beeinflussen.** Manche Medikamente wirken auf das Gefühl von Schmerz. Zum Beispiel: Opioide können den Schmerz weniger stark spürbar machen.

Wie werden Schmerzmittel angewendet?

Nicht-opioide Analgetika erhalten Patienten:

- bei Entzündungen und Fieber
- bei Kopfschmerzen, Zahnschmerzen und Migräne
- bei rheumatischen Krankheiten
- gemeinsam mit Opioiden (Kombination)

Opioide Analgetika erhalten Patienten:

- bei traumatischen Schmerzen
- bei Tumorschmerzen
- um Schmerzen während und nach einer Operation zu lindern

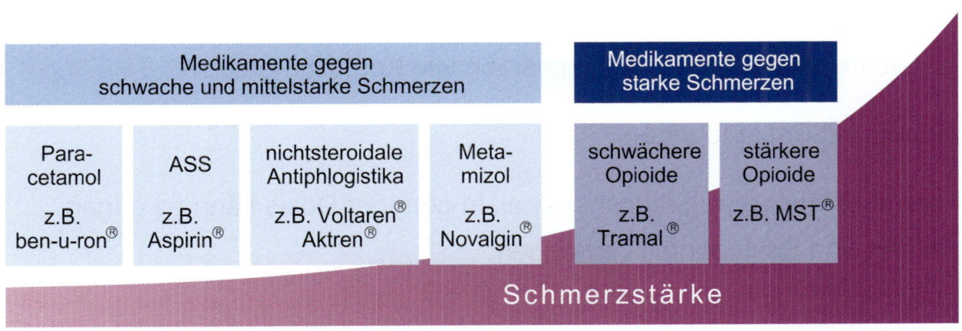

Abb. 6.2 Eine Übersicht über die wichtigsten Analgetika. Das Analgetikum muss passend zur Schmerzstärke gewählt werden.
[L190]

6.1 Was sind Nicht-Opioid-Analgetika?

Nicht-Opioid-Analgetika binden **nicht** an Opioidrezeptoren im Körper, sondern wirken anders. Daher haben Nicht-Opioid-Analgetika ihren Namen.
Die Gruppe von Nicht-Opioid-Analgetika ist sehr uneinheitlich. Das bedeutet, dass die Wirkstoffe unterschiedlich wirken.

Paracetamol

Beispiele für Medikamente mit dem Wirkstoff Paracetamol sind: Paracetamol ratiopharm®, ben-u-ron® oder Panadol.
Paracetamol wirkt:

- gegen Schmerzen
- gegen Fieber

Paracetamol kann diese **Nebenwirkungen** haben:

- Leberschäden bei vorgeschädigter Leber oder Überdosierung

Acetylsalicylsäure

Beispiele für Medikamente mit dem Wirkstoff Acetylsalicylsäure sind: Aspirin®, Godamed® oder Alka-Seltzer®. Acetylsalicylsäure beeinflusst die **Blutgerinnung**.
Aspirin wirkt:

- gegen leichte und mittelstarke Schmerzen wie Kopfschmerzen
- bei Fieber und Entzündungen
- als Thrombozytenaggregationshemmer. In geringer Dosis kann es gegen Herzinfarkt und Schlaganfall vorbeugen.

Aspirin kann diese Nebenwirkungen haben:

- Sodbrennen und Magengeschwüre
- Neigung zu Blutungen
- schlechtere Nierenfunktion

Vorsicht

Mindestens eine Woche vor größeren **Operationen** dürfen Patienten **kein** Aspirin nehmen. Sonst besteht die Gefahr einer Blutung.

Nicht-steroidale Antirheumatika (NSAR)

Begriffserklärung

Steroidal: Steroidale Medikamente enthalten **Glukokortikoide**. Diese Medikamente sind dem Hormon Kortison sehr ähnlich. Steroidale Medikamente wirken stark gegen Entzündungen. Zum Beispiel: Cortison und Prednisolon.
Nicht-steroidal: Nicht-steroidale Medikamente enthalten kein Kortison. Diese Medikamente wirken auch gegen Entzündungen und bei Schmerzen und Fieber. Zum Beispiel: Ibuprofen und Diclofenac.

Nicht-steroidale Antirheumatika (NSAR) sind eine Gruppe von sehr verschiedenen Wirkstoffen. Ihre Gemeinsamkeit ist: Nicht-steroidale Antirheumatika wirken alle gegen **Entzündungen, Schmerzen und Fieber.**
Beispiele für NSAR sind:

- Celecoxib wie Celebrex®
- Diclofenac wie Voltaren® oder Diclac®
- Etoricoxib wie Arcoxia®
- Ibuprofen wie Aktren® oder Dolormin®
- Naproxen wie Aleve®
- Piroxicam wie Piroxicam Hexal®
- Indometacin wie Indometacin Al®

NSAR wirken:

- bei *rheumatoider Arthritis* (entzündete Gelenke durch Autoimmunkrankheit)
- *Arthrosen* (degenerative Erkrankungen der Wirbelsäule und Gelenke)
- Muskelrheumatismus

- Morbus Bechterew
- Zahnschmerzen, Kopfschmerzen und Regelschmerzen
- Fieber

NSAR können diese **Nebenwirkungen** haben:

- zentralnervöse Symptome wie Schwindel oder Kopfschmerzen
- Magen-Darm-Störungen (bei langem Gebrauch Magengeschwüre und Magenblutungen)
- pseudoallergische Reaktionen wie Spasmen der Bronchien

Merkhilfe

Nicht-steroidale Antirheumatika helfen bei **Schmerzen, Fieber** und **Entzündung.**

Vorsicht

NSAR dürfen **nicht** gegeben werden:

- bei vorhandenen Schäden des Magen-Darm-Traktes (Ulcera)
- bei schweren Erkrankungen von Leber und Nieren
- in der **Schwangerschaft** und **Stillzeit**

Metamizol

Metamizol ist das **stärkste** Nicht-Opioid-Analgetikum.
Beispiele für Metamizol sind: Novalgin®, Analgin® oder Novaminsulfon®.
Metamizol wirkt:

- gegen mittelstarke bis starke Schmerzen
- Fieber
- Kolikschmerzen. Die glatte Muskulatur erschlafft, Spasmen lösen sich (*spasmolytisch*).

Metamizol kann diese **Nebenwirkungen** haben:

- Blutdruckabfall. Wenn Metamizol zu schnell injiziert wird, dann kann der Kreislauf zusammenbrechen.
- allergische Agranulozytose (Knochenmarkschaden)

6.2 Was sind Opioid-Analgetika?

Opioid-Analgetika setzen sich an die zentralen Opiatrezeptoren im Körper. So unterdrücken Opioid-Analgetika, dass Schmerzreize weitergeleitet und im Körper wahrgenommen werden.
Alle Opioid-Analgetika fallen unter das **Betäubungsmittelgesetz (BtMG).** Es gibt nur wenige Ausnahmen mit sehr niedriger Dosis. Für diese Ausnahmen reicht ein normales Rezept.

Wie wirken Opioid-Analgetika?

Opioid-Analgetika wirken alle gleich. Opioid-Analgetika unterscheiden sich nur darin, **wie stark** sie wirken.
So wirken Opioide:

- dämpfen Schmerzen sehr stark
- beruhigen
- nehmen Angstgefühle und verbessern die Stimmung
- hemmen das Atemzentrum (Atemdepression)
- stellen die Pupille eng (Miosis)
- lösen Toleranz und Sucht aus bei wiederholter Gabe oder Missbrauch

Wichtige Nebenwirkungen von Opioid-Analgetika sind:

- verlangsamen die Magen-Darm-Tätigkeit bis zur Verstopfung
- führen zu Miktionsstörungen oder Harnverhalt
- kontrahieren die Gallenwege
- senken den Blutdruck

Praxistipp

Opioide können mit dem Opioid-Antagonisten Naloxon kombiniert werden. Das senkt die Nebenwirkungen und die Suchtgefahr.

Die Weltgesundheitsorganisation (WHO) hat eine Tabelle mit drei Stufen für Schmerzmittel entwickelt. Die Tabelle zeigt, welche Medikamente bei welchen Schmerzen eingesetzt werden sollen:

- **Stufe 1** bei leichten Schmerzen: Nicht-Opioid-Analgetika wie Paracetamol und Ibuprofen.
- **Stufe 2** bei mäßigen bis starken Schmerzen oder wenn Stufe 1 nicht ausreicht: Schwache Opioide kombiniert mit Schmerzmitteln aus Stufe 1.
- **Stufe 3** bei starken Schmerzen oder wenn Stufe 2 nicht ausreicht: Starke Opioide kombiniert mit Schmerzmitteln aus Stufe 1.

In allen drei Stufen können auch **Ko-Analgetika** gegeben werden. Ko-Analgetika unterstützen die Wirkung von Schmerzmitteln. Zum Beispiel: Antidepressiva, um besser mit dem Schmerz umgehen zu können.

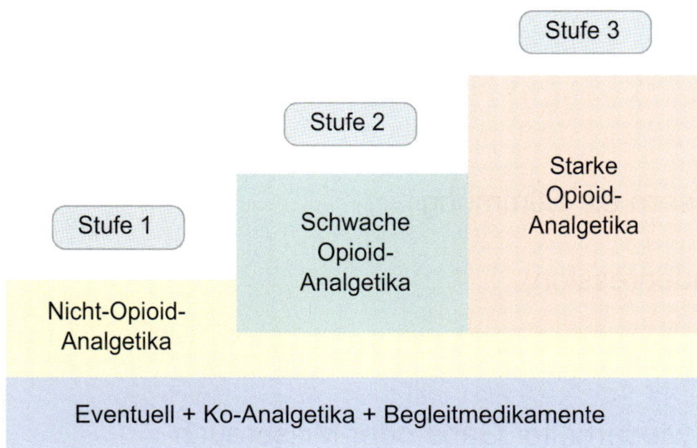

Abb. 6.3 Das WHO-Stufenschema für Schmerzmittel. Je stärker der Schmerz ist, desto stärkere Schmerzmittel werden eingesetzt. Ko-Analgetika unterstützen die Wirkung von Schmerzmitteln. [A400]

Schwache Opioid-Analgetika

Zu den **schwachen Opioiden** gehören zum Beispiel Codein und verwandte Stoffe. Schwache Opioide werden auch als Hustenstiller verwendet (**Antitussiva**). Beispiele für schwache Opioide sind:

- Pethidin wie Dolantin®
- Codein wie Titretta® oder Gelonida®

- Tramadol wie Tramal®
- Tilidin und Naloxon wie Valoron®N

Schwache Opioide wirken:

- den Hustenreiz unterdrückend
- bei sehr starken Schmerzen wie nach einer Operation
- bei schweren Tumorschmerzen
- bei Infarkten, Lungenödemen und Lungenembolie

Schwache Opioide können diese **Nebenwirkungen** haben:

- Atemdepression
- Übelkeit und Erbrechen
- freudige Erregung und ein Verlangen nach mehr Opioiden (Suchtgefahr)
- Herzschlag verlangsamen und Blutdruck senken
- Harnverhalt und Verstopfung

Praxistipp

Bei **plötzlichen Schmerzen** helfen am besten flüssige Medikamente.
Zum Beispiel: Brausetabletten oder Tropfen auf nüchternen Magen.
Bei **chronischen Schmerzen** helfen Medikamente mit **Retard-Wirkung.**
Damit kommt der Wirkstoff regelmäßig in den Körper.

Starke und sehr starke Opioid-Analgetika

Es gibt Opioide, die sehr stark wirken. Pflegefachpersonen geben sie bei starken und sehr starken Schmerzen. Hergestellt werden diese Opioide aus Morphin. Morphin wird aus der Pflanze Schlafmohn gewonnen. Dafür wird der Saft der Pflanze gesammelt und getrocknet. So entsteht Opium. Es gibt aber auch künstlich hergestellte Opioide.

Beispiele für starke und sehr starke Opioid-Analgetika sind:

- Morphin wie MST 10–200®
- Levomethadon wie L-Polamidon®
- Fentanyl wie Actiq® oder Durogesic®
- Piritramid wie Dipidolor®
- Hydromorphon wie Jurnista®
- Buprenorphin wie Temgesic®
- Oxycodon wie Oxygesic® und in Kombination mit Naloxon in Targin®

Starke und sehr starke Opioide wirken wie schwache Opioide, nur stärker. Starke und sehr starke Opioide können auch die **gleichen Nebenwirkungen** wie schwache Opioide haben. Die Nebenwirkungen sind wie die Wirkungen **stärker.**

Vorsicht

Starke und sehr starke Opioide dürfen **nicht** gegeben werden:

- bei Lungenemphysemen
- bei Asthma bronchiale
- bei Gallenkolik

7 Welche Medikamente wirken auf das Nervensystem?

Begriffserklärung

Willkürliches Nervensystem: heißt auch somatisches Nervensystem. Willkürlich bedeutet: vom Willen gelenkt. Das willkürliche Nervensystem steuert die Bewegungen und Wahrnehmungen.
Vegetatives Nervensystem: heißt auch unwillkürliches Nervensystem. Es lässt sich nicht vom Willen lenken. Das vegetative Nervensystem steuert innere Organe, Herz und Drüsen.

Das Nervensystem steuert Vorgänge im Körper. Es hat zwei Teile:

- das willkürliche Nervensystem
- das vegetative Nervensystem

Das vegetative Nervensystem ist für die Arzneimittellehre besonders wichtig. Denn die meisten Medikamente wirken auf das vegetative Nervensystem ein.
Im vegetativen Nervensystem gibt es zwei Systeme: den **Sympathikus** und den **Parasympathikus**.

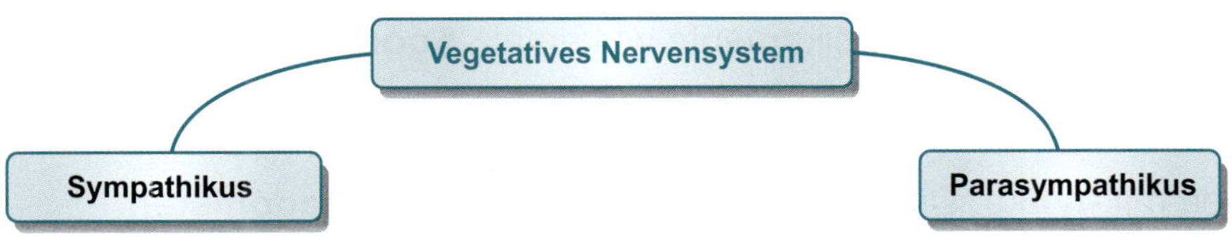

Abb. 7.1 Das vegetative Nervensystem [L157]

Merkhilfe

Sympathikus: macht den Körper leistungsbereit. Zum Beispiel: Das Herz schlägt schneller und der Blutdruck steigt.
Parasympathikus: lässt den Körper ruhen und erholen. Zum Beispiel: Essen verdauen und ausscheiden.

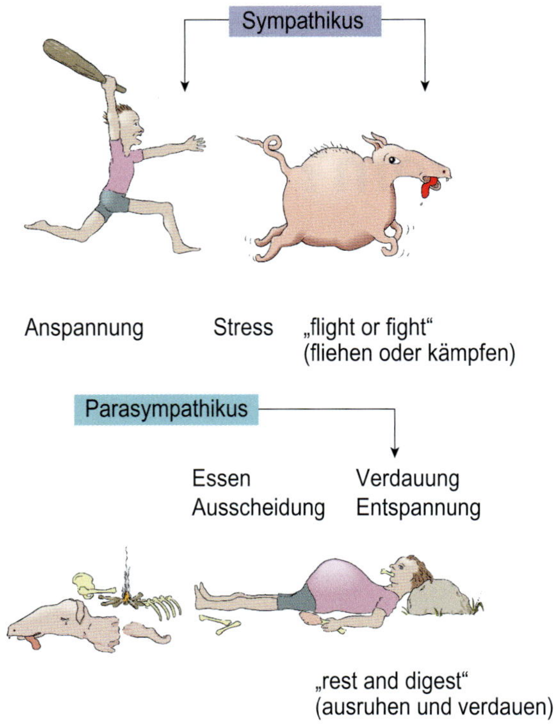

Abb. 7.2 Die Funktionen von Sympathikus und Parasympathikus [L190]

Das vegetative Nervensystem regelt wichtige Vorgänge. Zum Beispiel: Blutdruck, Herzschlag, Atmung, Verdauung, Wasserhaushalt und Salzhaushalt, Schwitzen, Harn, Stuhlgang und Sexualfunktionen.

Merkhilfe

Medikamente können die Reize der Nerven zum Organ verändern. Medikamente können den Reiz verstärken oder abschwächen:

- Wenn die Medikamente den Reiz **verstärken,** dann tragen sie Namen mit **-mimetika.** Diese Medikamente wirken als **Agonisten.**
- Wenn die Medikamente den Reiz **abschwächen,** dann tragen sie Namen mit **-lytika.** Diese Medikamente wirken als **Antagonisten.**

Medikamente können am Sympathikus oder am Parasympathikus wirken.

7.1 Welche Medikamente wirken am Parasympathikus?

Begriffserklärung

Es gibt verschiedene Medikamente für den Parasympathikus:

- **Parasympathomimetika: verstärken** die Wirkung des Parasympathikus.
- **Parasympatholytika: hemmen** die Wirkung des Parasympathikus.

Parasympathomimetika

Begriffserklärung

Acetylcholin: ein Neurotransmitter. Zwischen zwei Nervenzellen gibt es *Synapsen.* Dort übergeben Neurotransmitter wie **Acetylcholin** Informationen. Medikamente können die Arbeit der Neurotransmitter **beeinflussen.**

Es gibt 2 Arten von Parasympathomimetika:

- **Direkte Parasympathomimetika** wirken ähnlich wie der Neurotransmitter Acetylcholin. Diese Medikamente verstärken die Wirkung des Parasympathikus und wirken länger. Direkte Parasympathomimetika helfen zum Beispiel: bei Mundtrockenheit, wenn die Blase sich nicht richtig entleert oder bei einem *Glaukom* (grünem Star).
- **Indirekte Parasympathomimetika** verhindern, dass Acetylcholin abgebaut wird. So bleibt Acetylcholin länger wirksam und verstärkt die Wirkung des Parasympathikus. Indirekte Parasympathomimetika helfen zum Beispiel: bei Muskelschwäche, bei Vergiftung mit Atropin oder Antidepressiva oder bei *Miktionsstörungen* (Problemen beim Wasserlassen).

Beispiele für direkte Parasympathomimetika sind:

- Pilocarpin wie Salagan® oder Pilomann®

7

Beispiele für indirekte Parasympathomimetika sind:

- Pyridostigmin wie Mestinon®
- Neostigmin wie Neostig®
- Distigminbromid wie Ubretid®
- Physostigmin wie Anticholium®

Parasympathomimetika können diese **Nebenwirkungen** haben:

- verstärkter Speichelfluss
- Durchfall, Übelkeit, Erbrechen
- Schweißausbrüche
- *Bronchokonstriktion* (Verengung der Atemwege, schweres Atmen)

Parasympatholytika

Parasympatholytika hemmen die Wirkung von Acetylcholin. Parasympatholytika verringern die Aktivität des Parasympathikus. Dadurch schwächen sie die beruhigenden und erholenden Funktionen im Körper. Wie stark Parasympatholytika wirken, hängt von der Dosis ab.
Parasympatholytika werden eingesetzt zum Beispiel:

- bei Krämpfen im Magen-Darm-Trakt
- vor einer Operation
- bei **Bradykardie** (verlangsamter Herzschlag)
- gegen Reiseübelkeit

Beispiele für Parasympatholytika sind:

- Atropin wie Dysurgal®
- Tropicamid wie Mydriatikum Stulln® (Augentropfen)
- Trospium wie Spasmex®
- Scopolamin wie Scopoderm® TTS
- Butylscopolamin wie Buscopan®

Parasympatholytika können diese **Nebenwirkungen** haben:

- trockener Mund
- errötete Haut
- erhöhter Innendruck des Auges
- *Akkommodationsbeschwerden* (die Augen passen sich schwerer an Entfernungen an) **Vorsicht!** Das ist besonders zu beachten im Straßenverkehr oder wenn Maschinen bedient werden
- *Tachykardie* (schnellerer Herzschlag)
- Beschwerden beim Stuhlgang und Darmträgheit

7.2 Welche Medikamente wirken am Sympathikus?

Begriffserklärung

Sympathikuswirkung: Der Sympathikus beeinflusst Organe über verschiedene Rezeptoren. Der Sympathikus benutzt dazu die Botenstoffe **Noradrenalin** und **Adrenalin.** Die Rezeptoren heißen Alpha-1 (α_1), Alpha-2 (α_2), Beta-1 (β_1) und Beta-2 (β_2).

7

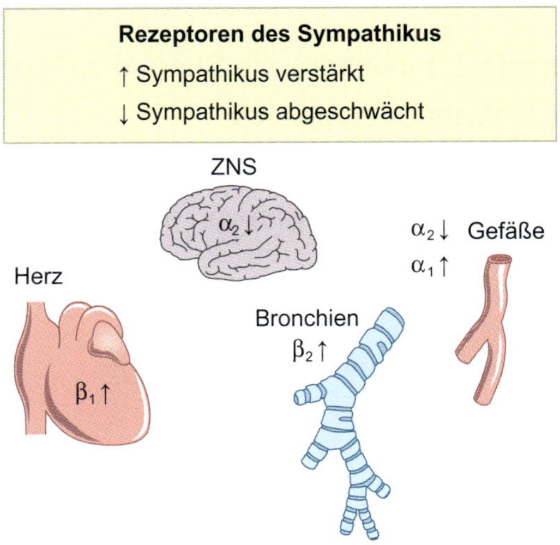

Abb. 7.3 Sympathikus-Rezeptoren und ihre Wirkung auf Organe. Im Gehirn hemmen Alpha-2-Rezeptoren den Sympathikus. Am Herzen verstärken Beta-1-Rezeptoren die Herzaktivität. In den Bronchien erweitern Beta-2-Rezeptoren die Atemwege. In den Gefäßen verengen Alpha-1-Rezeptoren die Gefäße, während Alpha-2-Rezeptoren die Gefäße erweitern können. [L157]

Begriffserklärung

Es gibt verschiedene Medikamente für den Sympathikus:

- **Sympathomimetika: verstärken** die Wirkung des Parasympathikus.
- **Sympatholytika: hemmen** die Wirkung des Parasympathikus.

Sympathomimetika

Sympathomimetika werden in 2 Arten unterschieden: direkte Sympathomimetika und indirekte Sympathomimetika.
Medikamente wirken an den α-Rezeptoren, den β-Rezeptoren und an beiden zusammen (α-Rezeptoren und β-Rezeptoren). Moderne Sympatholytika wirken nur an einem der Rezeptoren. Das führt zu weniger Nebenwirkungen.

Direkte Sympathomimetika

Direkte Sympathomimetika wirken ähnlich wie die Botenstoffe Noradrenalin und Adrenalin. Direkte Sympathomimetika verstärken die Wirkung des Sympathikus, indem sie die Rezeptoren direkt erregen.
Beispiele für direkte Sympathomimetika sind:

- Oxymetazolin wie Nasivin® lässt die Nasenschleimhaut abschwellen.
- Salbutamol wie Sultanol® und Fenoterol wie Berotec® und Partusisten® erweitern die Bronchien und helfen bei Asthma. Siehe auch Kapitel 9.2.
- Adrenalin (Epinephrin) wie Suprarenin® wird bei Herzstillstand oder einem Kreislaufschock eingesetzt.

Wichtige **Nebenwirkungen** von direkten Sympathomimetika sind:

- *Palpation* (Herzklopfen) und Herzrhythmusstörungen
- *Tachykardie* (schneller Herzschlag)
- *Hyperglykämie*

Merkhilfe

Bei einem Herz-Kreislauf-Stillstand ist das beste Medikament Adrenalin (Epinephrin). Adrenalin und Epinephrin sind das gleiche. Sie sind wichtig für die Notfallmedizin!

7

Indirekte Sympathomimetika

Indirekte Sympathomimetika sorgen dafür, dass mehr Noradrenalin freigesetzt wird. Das verstärkt die Wirkung des Sympathikus an den Organen.
Beispiele für indirekte Sympathomimetika sind:

- Ephedrin in Wick MediNait
- Pseudoephedrin in Aspirin Complex® oder Reactine duo®

Indirekte Sympathomimetika wirken bei Allergien und grippalen Infekten. Die Medikamente lassen die Schleimhäute abschwellen und erweitern die Bronchien.

Wichtige **Nebenwirkungen** von indirekten Sympathomimetika:

- Unruhe und Schlafstörungen
- Indirekte Sympathomimetika können die Wirkung anderer Medikamente schwächen oder verstärken.

Sympatholytika

Merkhilfe

Sympatholytika blockieren die Rezeptoren des Sympathikus.
Damit schwächen Sympatholytika die Wirkung des Sympathikus.
Es gibt α-Rezeptorenblocker und β-Rezeptorenblocker.

Alphablocker

α-Blocker erweitern die Gefäße und senken den Blutdruck. α-Blocker werden eingesetzt bei: *Hypertonie* (hohem Blutdruck), einer vergrößerten Prostata und Durchblutungsstörungen.
Beispiele für α-Blocker sind:

- Doxazosin wie Cardular® PP
- Urapidil wie Ebrantil®

7

α- Blocker können diese **Nebenwirkungen** haben:

- Erbrechen und Durchfall
- *orthostatische Dysregulation* (Schwindel beim Aufstehen), Kreislaufkollaps
- Herzrhythmusstörungen

Betablocker

Betablocker verlangsamen den Herzschlag, senken den Blutdruck und entlasten das Herz. β-Blocker werden eingesetzt zum Beispiel bei: *Hypertonie* (hoher Blutdruck), Herzschwäche, Angina pectoris, Migräne und *Glaukomen* (Grüner Star).
Siehe auch Kapitel 8.4.
Beispiele für β-Blocker sind:

- Atenolol wie Tenormin®
- Bisoprolol wie Concor®
- Metoprolol wie Beloc®
- Propanolol wie Obsidan®

β-Blocker können diese **Nebenwirkungen** haben:

- verlangsamter Herzschlag
- Bronchospasmen
- Herzrhythmusstörungen
- Kopfschmerzen
- Potenzstörungen
- Müdigkeit und verminderter Antrieb

Indirekte Sympatholytika

Indirekte Sympatholytika oder **Antisympathotonika** verhindern, dass der Körper Noradrenalin freisetzt. Sie wirken als **Agonisten** an α-Rezeptoren. Das dämpft den Sympathikus und senkt den Blutdruck. Indirekte Sympatholytika werden eingesetzt zum Beispiel bei: *Hypertonie,* Entzugssymptomen und *Glaukomen* (Grüner Star).

Beispiele für indirekte Sympatholytika oder Antisympathotonika sind:

- Clonidin wie Cloni Stada®
- Moxonidin wie Moxobeta®
- Methyldopa wie Dopegyt®

Indirekte Sympatholytika oder Antisympathotonika können diese **Nebenwirkungen** haben:

- *orthostatische Dysregulation* (Schwindel beim Aufstehen)
- trockener Mund, Magen-Darm-Beschwerden
- Müdigkeit, Kopfschmerzen
- Potenzstörungen und verminderte Libido

8 Welche Medikamente wirken auf das Herz-Kreislauf-System?

Begriffserklärung

Das Herz-Kreislauf-System versorgt den Körper mit Blut. Das Herz pumpt das Blut durch die Blutgefäße. Das Blut bringt Sauerstoff und Nährstoffe in alle Körperteile und zu den Organen.

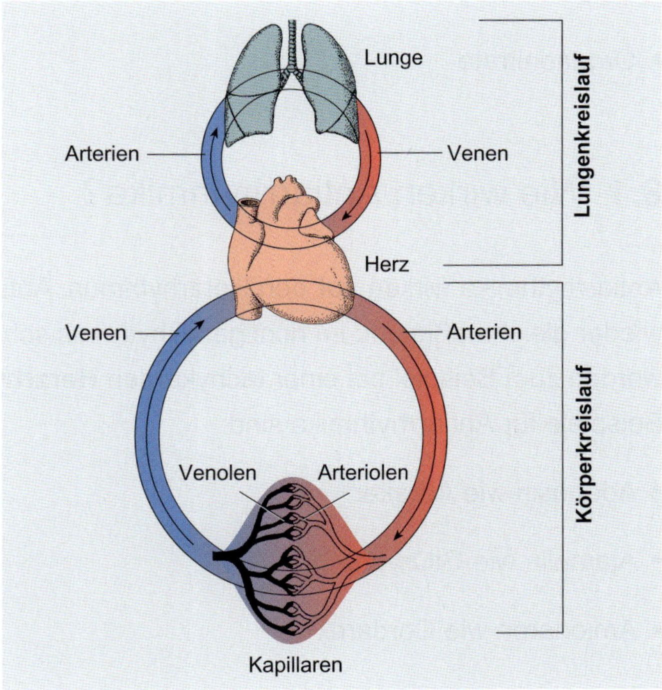

Abb. 8.1
Das Herz-Kreislauf-System besteht aus dem Lungenkreislauf und dem Körperkreislauf.
[L190]

Häufige Krankheitsbilder im Herz-Kreislauf-System sind:

- **Bluthochdruck** (*arterielle Hypertonie*)
- **Herzinsuffizienz**
- **Koronare Herzkrankheit** (**KHK**)
- **Herzinfarkt** (*Myokardinfarkt*)

Die Medikamente für das Herz-Kreislauf-System sind sehr unterschiedlich. Die Medikamente können an vielen verschiedenen Orten im Herz oder Blutkreislauf wirken. Es gibt folgende Medikamente für das Herz-Kreislauf-System:

- Antiarrhythmika
- Gerinnungshemmer und Thrombozytenaggregationshemmer
- ACE-Hemmer und Sartane
- Betablocker
- Diuretika
- Herzglykoside
- Kalziumantagonisten
- Organonitrate

8.1 Wie wirken Antiarrhythmika?

Antiarrhythmika wirken auf den Herzrhythmus. Antiarrhythmika lassen das Herz wieder gleichmäßig und im richtigen Rhythmus schlagen. Diese Medikamente werden zum Beispiel bei einer tachykarden **Herzrhythmusstörung** gegeben. Beispiele für Antiarrhythmika sind:

- Adenosin wie Adrekar®
- Ajamalin wie Gilurytmal®
- Amiodaron wie Cordarex®
- Flecainid wie Tambocor®
- Propafenon wie Rytmonorm®
- Sotalol wie Sotalex®

Antiarrhythmika haben sehr viele Nebenwirkungen. Antiarrhythmika beeinflussen neben dem Herzen auch andere Bereiche im Körper.
Wichtige **Nebenwirkungen** von Antiarrhythmika sind zum Beispiel:

- Störungen im Magen-Darm-Trakt, beim Sehen oder in der Schilddrüse
- Übelkeit, Müdigkeit und Schwindel

8.2 Wie wirken Gerinnungshemmer und Thrombozytenaggregationshemmer?

Begriffserklärung

Blutgerinnung: Wenn ein Blutgefäß verletzt wird, dann muss die Blutung schnell gestoppt werden. So verliert der Körper nicht zu viel Blut. Der Körper kann Blutungen selbst stoppen. Dafür startet der Körper die sogenannte **Gerinnungskaskade**. Dabei bilden sich viele kleine Fibrinfäden, die mit den Blutplättchen (*Thrombozyten*) zusammen die Wunde verschließen. Medikamente können in diese Kaskade eingreifen und den Vorgang verlangsamen.

Medikamente gegen Durchblutungsstörungen heißen umgangssprachlich auch: Blutverdünner. Mit den Medikamenten kann das Blut besser fließen und langsamer gerinnen.
Wichtige Arten von Medikamenten gegen Durchblutungsstörungen sind: **Antikoagulanzien, Thrombozytenaggregationshemmer** und **Fibrinolytika.**

Antikoagulanzien

Antikoagulanzien hemmen die Blutgerinnung auf verschiedenen Wegen. Antikoagulanzien werden zum Beispiel eingesetzt bei: einer Lungenembolie, als Prophylaxe oder Therapie eines Herzinfarkts und als Therapie und Prophylaxe von Thrombosen.
Es gibt **parenterale Antikoagulanzien,** die subkutan gespritzt werden. Und es gibt **orale Antikoagulanzien.**

Parenterale Antikoagulanzien

Beispiele für parenterale Antikoagulanzien sind:

- Certoparin wie Mono-Embolex®
- Dalteparin wie Fragmin® P
- Enoxaparin wie Clexane®
- Heparin wie Heparin-Natrium Braun®

Wichtige **Nebenwirkungen** von parenteralen Antikoagulanzien sind:

- Haarausfall
- Allergiegefahr
- Blutungen in der Schleimhaut oder Haut
- *Thrombozytopenie* (weniger Thrombozyten im Blut)

Praxistipp

Heparin geht nicht über die Plazenta und kann in der Schwangerschaft gegeben werden.

Orale Antikoagulanzien

Begriffserklärung

Vitamin-K-Antagonisten: sind Medikamente, die ähnlich wie Vitamin K aufgebaut sind. Vitamin K ist an der Blutgerinnung beteiligt. Vitamin-K-Antagonisten blockieren die Wirkung von Vitamin-K. So kann das Blut schlechter gerinnen.

Beispiele für orale Antikoagulanzien sind:

- Apixaban wie Eliquis®
- Dabigatran wie Pradaxa®
- Rivaroxban wie Xarelto®

Davon sind diese Wirkstoffe **Vitamin-K-Antagonisten:**

- Phenprocoumon wie Falithrom®, Marcumar®
- Warfarin wie Coumadin®

Wichtige **Nebenwirkungen** von oralen Antikoagulanzien sind:

- Blutungen
- Beschwerden im Magen-Darm-Trakt, wie Magenschmerzen, Übelkeit, Erbrechen, Durchfall und Verstopfung

- *Hepatitis* (Leberentzündung)
- eine verringerte Knochendichte bei dauerhafter Therapie
- Hautnekrosen

Praxistipp

Wenn eine Person **Vitamin-K-Antagonisten** einnimmt, dann wirkt das Medikament gegen Vitamin K. Deshalb soll die Person nur wenig Lebensmittel essen, die viel Vitamin K enthalten. Sonst wirkt das Medikament nicht richtig. Viel Vitamin K steckt in grünem Gemüse. Zum Beispiel: in Spinat, Grünkohl, Brokkoli, Salat und Petersilie.

Thrombozytenaggregationshemmer

Thrombozytenaggregationshemmer verhindern, dass Blutplättchen (*Thrombozyten*) in den Arterien aneinanderkleben und Klumpen bilden. So entstehen weniger Blutgerinnsel, die ein Blutgefäß verstopfen könnten. Diese Medikamente sollen vor allem Herzinfarkte oder Schlaganfälle verhindern. Beispiele für Thrombozytenaggregationshemmer sind:

- Acetylsalicylsäure wie ASS-ratiopharm® 100 mg TAH
- Clopidogrel wie Plavix®
- Ticlopidin wie Tiklid®

Eine wichtige **Nebenwirkung** von Thrombozytenaggregationshemmern ist:

- schnellere und längere Blutungen, vor allem im Magen-Darm-Trakt

Fibrinolytika

Fibrinolytika können Blutgerinnsel wieder **auflösen.** Fibrinolytika lösen das Fibrin aus den Klumpen heraus. Sie werden eingesetzt, wenn ein Blutgefäß plötzlich durch ein Gerinnsel verstopft ist. Das kann zum Beispiel bei einem Herzinfarkt passieren. Fibrinolytika werden meistens nur in **Notfällen** gegeben.

Beispiele für Fibrinolytika sind:

- Reteplase wie Rapilysin®
- Tenecteplase wie Metalyse®
- Urokinase wie Syner-Kinase®

Wichtige **Nebenwirkungen** von Fibrinolytika sind:

- Blutungen aus frischen Operations-Wunden
- eine Emboliegefahr, wenn sich ein Thrombus ablöst
- Fieber und Erbrechen
- Gelenkschmerzen

8.3 Wie wirken ACE-Hemmer und Sartane?

ACE-Hemmer und Sartane (AT1-Blocker) verhindern, dass der Blutdruck erhöht wird. Diese Medikamente beeinflussen das **Renin-Angiotensin-Aldesteron-System (RAAS),** denn das RAAS erhöht den Blutdruck in einer Kette von Reaktionen. ACE-Hemmer und Sartane blockieren das System an unterschiedlichen Stellen. Dann wird weniger Aldosteron ausgeschüttet und der Blutdruck wird gesenkt. ACE-Hemmer helfen bei Herzinsuffizienz und *Hypertonie.*
Beispiele für ACE-Hemmer sind:

- Captopril wie Noyada
- Enalapril wie Corvo®
- Fosinopril wie Fosinorm®
- Lisinopril wie Aleve® oder Lisi Lich®
- Ramipril wie Delix®

Manche Personen vertragen keine ACE-Hemmer und bekommen Sartane.
Beispiele für Sartane sind:

- Losartan wie Lorzaar®
- Valsartan wie Diovan®

Wichtige **Nebenwirkungen** von ACE-Hemmern sind:

- trockener Reizhusten (typisch und häufig)
- niedriger Blutdruck
- Allergien
- Geschmacksstörungen (selten)
- Mundtrockenheit
- *Angioödem* (Plötzliche Schwellung der Haut oder Schleimhäute durch Flüssigkeitseinlagerung im Gewebe. Das kommt sehr selten vor und ist lebensgefährlich.)

Begriffserklärung

Antihypertensiva: Medikamente gegen Bluthochdruck. Sie senken den Blutdruck und entlasten so das Herz. Zum Beispiel: Betablocker, ACE-Hemmer, Diuretika.

8.4 Wie wirken Betablocker?

An vielen Stellen im Körper gibt es β-Rezeptoren, vor allem im Herzen. Die β-Rezeptoren gehören zum **Sympathikus.** Wenn Botenstoffe wie Adrenalin und Noradrenalin an die β-Rezeptoren binden, dann erhöht sich die Herzfrequenz und das Herz schlägt kräftiger. So kann der Blutdruck leicht ansteigen.
Betablocker blockieren die **β-Rezeptoren** im Körper. Die Botenstoffe Adrenalin und Noradrenalin können dann nicht mehr daran binden und weniger Stressreaktionen auslösen. So **senken** Betablocker den Puls. Das Herz pumpt weniger stark und es braucht weniger Sauerstoff. (Weitere Informationen zum Thema Betablocker finden Sie im Textabschnitt unter der Überschrift „**Betablocker**" in Kapitel 7.2.)
Bei Herzinsuffizienz versucht der Körper, das Herz schneller schlagen zu lassen. Dafür aktiviert der Körper den Sympathikus. Aber das belastet das Herz zusätzlich. Betablocker schwächen die Wirkung von Adrenalin und Noradrenalin am Herz und schützen es damit.
Beispiele für β-Blocker sind:

- Atenolol wie Tenormin®
- Bisoprolol wie Concor®

- Carvedilol wie Dilatrend®
- Metoprolol wie Beloc-ZOK®
- Nebivolol wie Nebilet®
- Propranolol wie Obsidian®
- Sotalol wie Sotalex®

Wichtige **Nebenwirkungen** von Betablockern sind:

- plötzlich niedriger Blutdruck mit Schwindel und Übelkeit
- **Bradykardie** (niedriger Puls)
- verengte Bronchien. **Achtung!** Menschen mit **Asthma** können dadurch schwerer atmen.
- die Gefahr einer *Hypoglykämie* bei Menschen mit Diabetes
- Durchblutungsstörungen werden verschlechtert

Vorsicht

Betablocker dürfen nicht plötzlich abgesetzt werden. Betablocker müssen **eingeschlichen** und **ausgeschlichen** werden.

8.5 Wie wirken Diuretika?

Diuretika lassen den Körper mehr **Urin ausscheiden.** Dadurch ist weniger Blut in den Gefäßen. Der Blutdruck sinkt und das Herz wird entlastet. Der Name Diuretika kommt von dem Wort *Diurese.* Diurese bedeutet: Der Körper scheidet mehr Urin aus. Das ist eine normale Funktion im Körper, aber Diuretika können diese Funktion auslösen oder verstärken. Diuretika werden gegeben zum Beispiel bei: Herzinsuffizienz, *Hypertonie* oder *Ödemen.* Siehe auch Kapitel 13.1.
Beispiele für Diuretika sind:

- Eplerenon wie Inspra®
- Furosemid wie Lasix®
- Hydrochlorothiazid wie HCT Beta®

- Spironolacton wie Aldactone®
- Torasemid wie Torem®

Wichtige **Nebenwirkungen** von Diuretika sind:

- Elektrolytentgleisungen
- niedriger Blutdruck
- Krämpfe in den Waden
- Austrockung (*Exikkose*)

8.6 Wie wirken Herzglykoside?

Herzglykoside helfen dem Herz, stärker zu schlagen. Herzglykoside steigern die *Herzkraft.* Sehr wenige Menschen vertragen Herzglykoside gut, darum werden sie heute wenig benutzt. Herzglykoside werden zur Behandlung von Herzinsuffizienz eingesetzt.
Beispiele für Herzglykoside sind:

- Digitoxin wie Digitoxin AWD®
- Digoxin wie Lanicor®

Wichtige **Nebenwirkungen** von Herzglykosiden sind:

- Übelkeit und Erbrechen
- Halluzinationen
- Bradykardie
- Hypokaliämie
- Störungen im Magen-Darm-Trakt

Vorsicht

Herzglykoside dürfen **nie** gleichzeitig mit Kalzium gegeben werden.

8.7 Wie wirken Kalziumantagonisten?

Kalziumantagonisten oder Kalziumkanalblocker senken den Blutdruck. Kalziumantagonisten verhindern, dass Kalzium-Moleküle (Ca^{2+}) in die glatten Muskelzellen und Herzmuskelzellen gehen.
Kalziumantagonisten **erweitern** die Blutgefäße in den Armen und Beinen. Und Kalziumantagonisten lassen das Herz mit **weniger Kraft** schlagen (*Herzkraft*). Dadurch muss das Herz weniger arbeiten und es braucht **weniger Sauerstoff** (*Herzarbeit*). Kalziumantagonisten erweitern auch die Koronargefäße auf dem Herzen.
Beispiele für Kalziumantagonisten sind:

- Amlopidin wie Novarsc®
- Dilitiazem wie Dilzem®
- Nifedipin wie Nifedipin ratiopharm®
- Verapamil wie Isoptin®

Wichtige **Nebenwirkungen** von Kalziumantagonisten sind:

- Obstipation (bei Verapamil)
- Kopfschmerzen und Ödeme in den Beinen (bei Amlopidin und Nifedipin)

8.8 Wie wirken Organonitrate?

Organonitrate erweitern die Blutgefäße, damit das Herz besser durchblutet wird und mit Sauerstoff versorgt wird. Organonitrate entlasten auch das Herz.
Bei einem **Angina-pectoris-Anfall** und bei einem **akuten Lungenödem** durch Linksherzinsuffizienz werden kurz wirksame Organonitrate *sublingual* oder *intravenös (i. v.)* gegeben.
Mit lang wirksamen Organonitraten als Pflaster oder Tabletten sollen Angina-Pectoris-Anfälle verhindert werden. Es muss jeden Tag eine Nitratpause von 12 Stunden eingehalten werden.
Beispiele für Organonitrate sind:

- Glyceroltrinitrat wie Nitrolingual® und Nitroderm®
- Isosorbiddinitrat wie ISDN, Isoket®
- Isosorbid-5-mononitrat wie ISMN, Ismo®

Wichtige **Nebenwirkungen** sind:

- erhöhte *Herzfrequenz* (Puls)
- *Hypotonie* (niedriger Blutdruck)
- ein besonderer Kopfschmerz, auch Nitratkopfschmerz

9 Welche Medikamente wirken auf die Atmung?

Begriffserklärung

Respirationstrakt: heißt auch Atemtrakt oder Atmungsapparat. Zum *Respirationstrakt* gehören alle Organe, die an der Atmung beteiligt sind.

Der *Respirationstrakt* ist im Körper für die Atmung zuständig. Atmen bedeutet, dass der Körper Sauerstoff aufnimmt und Kohlendioxid abgibt:

- Die **äußere Atmung** ist der Gastaustausch in der Lunge. Sauerstoff wechselt von den Lungenbläschen in das Blut. Kohlendioxid wechselt zurück.
- Die **innere Atmung** ist der Sauerstoffverbrauch in den Zellen für den Stoffwechsel der Zellen.

Häufige Krankheitsbilder sind:

- **Asthma bronchiale**
- **Chronisch obstruktive Lungenerkrankung (COPD)**
- **akute Bronchitis**

Begriffserklärung

Restriktiv: bedeutet auch eingeengt. Bei restriktiven Störungen im Atemtrakt ist die Lunge kleiner und weniger dehnbar. Patienten können dann schwerer einatmen.
Obstruktiv: bedeutet auch verstopft. Bei obstruktiven Störungen im Atemtrakt sind die Atemwege enger. Das passiert durch: Schwellung, Schleim, Muskelkrampf oder mehrere Dinge gleichzeitig. Deshalb fällt das Ausatmen schwer. Zum Beispiel: bei Asthma oder COPD.

Störungen der Atmung können zwei Arten haben: *restriktiv* und *obstruktiv.*
90 Prozent aller Lungenerkrankungen sind obstruktive Störungen.
Restriktive Störungen sind eher selten.

Wichtige Medikamente für den Respirationstrakt sind:

- **Antiphlogistika**
- **Broncholytika**
- **Expektoranzien und Antitussiva**

9.1 Wie wirken Antiphlogistika?

Antiphlogistika reduzieren Entzündungen in den Bronchien. Sie lassen die Bronchialwand abschwellen. Dadurch werden die Bronchien weiter. Wichtige Wirkstoffe sind: **Glukokortikoide** oder **Anti-Leukotriene.**

Glukokortikoide

Glukokortikoide hemmen sehr gut Entzündungen in den Schleimhäuten der Atemwege. Mit ihnen wird **chronisches Asthma** und **schwere COPD** behandelt. Zur Basistherapie werden Glukokortikoide **inhaliert.** Bei schwerem Asthma werden Glukokortikoide **oral** eingenommen. Bei einem akuten Asthmaanfall werden Glukokortikoide **intravenös** gegeben. Siehe auch Kapitel 11.2.
Beispiele für Glukokortikoide sind:

- Beclometason wie Beclomet® und Junic®
- Budesonid wie Novopulmon®
- Ciclesonid wie Alvesco®
- Fluticason wie Flutide®
- Mometason wie Asmanex®

Glukokortikoide können diese **Nebenwirkungen** haben:

- Heiserkeit oder Mundsoor durch Inhalieren
- geschwächte Infektabwehr und verändertes Blutbild bei längerer oraler Einnahme

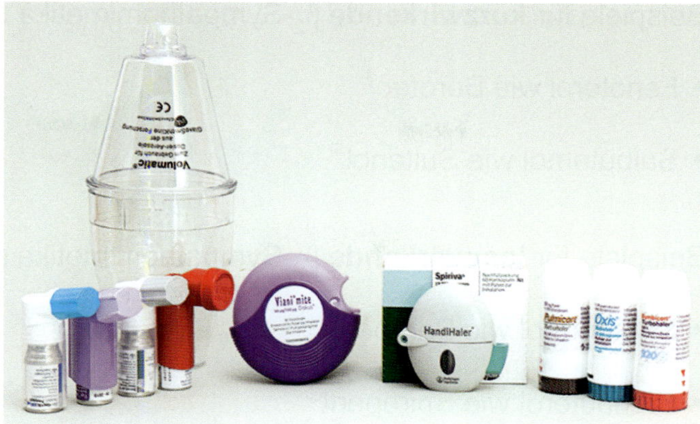

Abb. 9.1 Es gibt verschiedene Geräte, um Medikamente zu inhalieren. Links: **Dosieraerosole.** Mitte und rechts: **Pulverinhalatoren** (Diskus®, HandiHaler®, Turbohaler®). [K115]

Anti-Leukotriene

Leukotriene verstärken die Entzündung bei Asthma und verengen die Bronchien. Deswegen werden **Anti-Leukotriene** eingesetzt. Anti-Leukotriene blockieren die Herstellung und die Wirkung der Leukotriene. Anti-Leukotriene eignen sich besonders gut für Kinder in der Dauertherapie gegen **Asthma bronchiale.**
Anti-Leukotriene werden als **Kautabletten** oral eingenommen.
Ein Beispiel für Anti-Leukotriene ist **Montekulast** wie Singulair®.
Anti-Leukotriene können diese **Nebenwirkungen** haben:

- Kopfschmerzen
- Durchfall

9.2 Wie wirken Broncholytika?

Broncholytika heißen Medikamente, die Krämpfe in den Bronchien lösen. Das Fachwort für Krampf heißt: **Spasmus.** Broncholytika lassen die glatte Muskulatur der Bronchien erschlaffen. Dadurch werden die Bronchien weiter und das **Atmen fällt leichter.**
Es gibt verschiedene Broncholytika. Dazu gehören **β_2-Sympathomimetika, Parasympatholytika** und **Theophyllin.**

β_2-Sympathomimetika

β_2-Sympathomimetika können kurz oder lang wirken. Kurz wirkend als Spray helfen sie gegen einen akuten **Asthmaanfall.** Lang wirkend helfen sie in der Dauertherapie von **COPD** und **Asthma bronchiale.** Siehe auch Kapitel 7.2.

Beispiele für **kurzwirkende** β_2-Sympathomimetika sind:

- Fenoterol wie Berotec®
- Salbutamol wie Sultanol®

Beispiele für **langwirkende** β_2-Sympathomimetika sind:

- Bambuterol wie Bambec®
- Clenbuterol wie Spiropent®
- Formoterol wie Foradil®
- Indacaterol wie Onbrez®

β_2-Sympathomimetika können diese **Nebenwirkungen** haben:

- erhöhte Herzfrequenz (*Tachykardie*)
- erhöhter Blutdruck

Parasympatholytika

Der Parasympathikus verengt die Bronchien. **Parasympatholytika** wirken dagegen und **erweitern** die Bronchien. Bei Spasmen in den Bronchien wirken Parasympatholytika aber weniger stark als Sympathomimetika. Mit Parasympatholytika wird eine **COPD** behandelt. Siehe auch Kapitel 7.1. Beispiele für Parasympatholytika:

- Ipratropium wie Atrovent®
- Tiotropium wie Spiriva®

Parasympatholytika können diese **Nebenwirkungen** haben:

- erhöhte Herzfrequenz (*Tachykardie*)
- trockener Mund

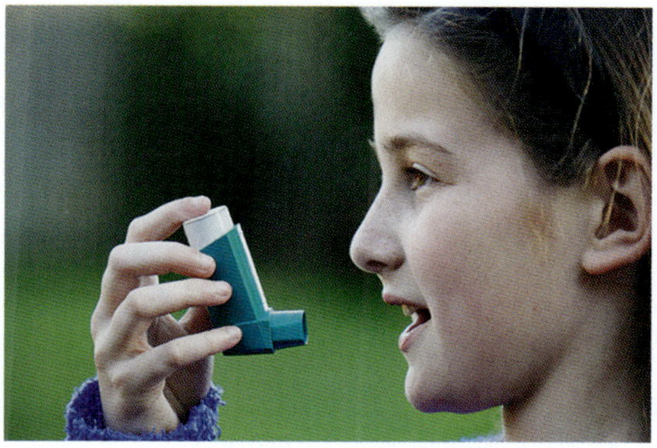

Abb. 9.2 Ein Kind mit einem Inhalationsgerät [K115]

Theophyllin

Theophyllin entspannt die Muskeln in den Bronchien und hilft, Schleim zu lösen. Theophyllin kann nur *oral* oder *intravenös* gegeben werden.
Ein Beispiel für **Theophyllin** ist: Bronchoretard®.
Theophyllin kann diese **Nebenwirkungen** haben:

- Unruhe und Schlafstörungen
- Übelkeit, Erbrechen, Magenschmerzen
- *Tachykardie* (erhöhte Herzfrequenz) und *Extrasystolen* (zusätzliche Herzschläge)
- zerebrale Krampfanfälle

9.3 Welche Medikamente wirken gegen Husten?

Expektoranzien und Antitussiva sind Medikamente gegen Husten:

- **Expektoranzien** helfen bei **produktivem Husten.**
- **Antitussiva** unterdrücken **unproduktiven Husten.**

Expektoranzien

Expektoranzien helfen, den Schleim bei produktivem Husten abzuhusten. Der Schleim wird aus den Atemwegen nach draußen befördert und ausgespuckt. Expektoranzien werden eingesetzt bei: **akuter Bronchitis** und Atemwegserkrankungen mit höherer **Schleimbildung.** Expektoranzien unterstützen den Abtransport von Schleim aus den Bronchien und aus der Luftröhre (*Trachea*).

Beispiele für Expektoranzien sind:

- ätherische Öle (Fichtennadelöl und Eukalyptusöl) wie Soledum® Kapseln
- saponinhaltige Drogen (Primelwurzel und Efeublätter) wie Prospan®
- Bromhexin wie Bisolvon®
- Ambroxol wie Mucosolvan®
- Acetylcystein wie Fluimucil®

Expektoranzien können diese **Nebenwirkung** haben:

- leichte Magen-Darm-Verstimmungen

Praxistipp

Pflegefachpersonen geben den Patienten Expektoranzien am besten nach dem Essen und mit viel Flüssigkeit. Das unterstützt die Schleimlösung.

Antitussiva

Antitussiva helfen bei **trockenem Reizhusten** ohne Sekret. Antitussiva unterdrücken den Hustenreiz. Der Wirkstoff in Antitussiva ist meistens **Codein.** Codein kommt in Opium vor. Codein wirkt weniger schmerzlindernd als Morphin, dafür stoppt es den Husten. In einer hohen Dosierung wirkt Codein ähnlich wie Morphin und kann die Atmung verlangsamen. (Weitere Informationen zum Thema Opium finden Sie im Textabschnitt unter der Überschrift „**Schwache Opioid-Analgetika**“ in Kapitel 6.2.)
Beispiele für Antitussiva sind:

- Codein wie Tryasol®
- Dihydrocodein wie Paracodin®
- Dropropizin wie Larylin®
- Noscapin wie Capval®
- Pentoxyverin wie Silomat® oder Sedotussin®

Antitussiva können diese **Nebenwirkungen** haben:

- Müdigkeit und eingeschränkte Reaktionen
- selten Verstopfung
- geringe Atemdepression

Praxistipp

Starker Hustenreiz stört den Schlaf in der Nacht. Deshalb geben Pflegefachpersonen den Patienten Antitussiva am besten abends. Antitussiva machen müde und wirken dann besser.

10 Welche Medikamente wirken auf den Magen-Darm-Trakt?

Begriffserklärung

Gastroenterologie: Die Gastroenterologie ist ein Bereich der Inneren Medizin. Die Gastroenterologie beschäftigt sich mit den Erkrankungen des Magen-Darm-Trakts. Zum **Magen-Darm-Trakt** gehören: **Ösophagus** (Speiseröhre), Magen, Darm, Leber, Gallensystem und **Pankreas** (Bauchspeicheldrüse).

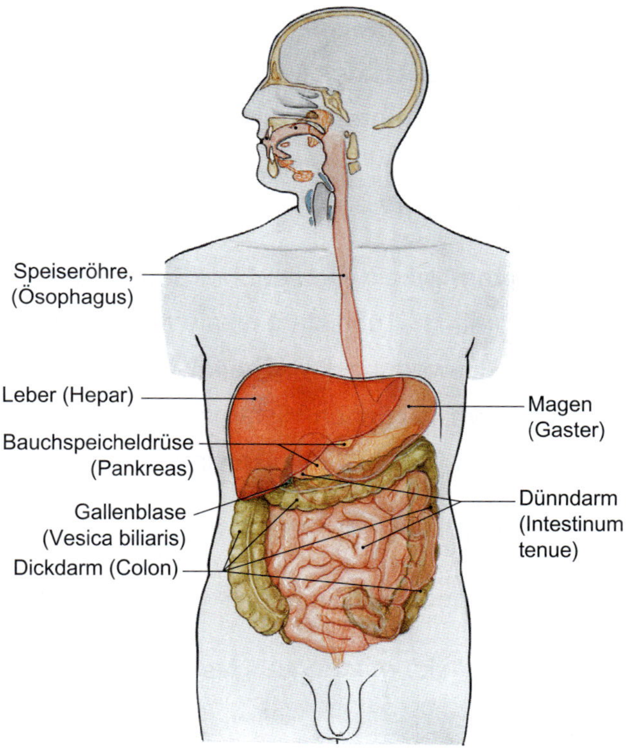

Abb. 10.1 Der Magen-Darm-Trakt [S007]

Die Medikamente für den Magen-Darm-Trakt sind sehr unterschiedlich. Die Medikamente können an vielen verschiedenen Orten wirken. Es gibt zum Beispiel:

- **Medikamente bei Magenerkrankungen** (*Stomachika*)
- **Medikamente bei Darmerkrankungen**
- **Medikamente bei Erkrankungen von Leber und Pankreas**

10.1 Welche Medikamente helfen bei Magenerkrankungen?

Typische Magenerkrankungen sind: eine **Gastritis** (Magenschleimhautentzündung), ein **Ulkus** (Magengeschwür) oder eine *Refluxösophagitis* (Entzündung der Speiseröhre). Diese Erkrankungen lösen Symptome aus wie: Übelkeit, Erbrechen, Sodbrennen, Völlegefühl und Bauchschmerzen. Medikamente reduzieren diese Symptome. Diese Medikamente heißen: *Stomachika.*
Wichtige Arten von Medikamenten bei Magenerkrankungen sind:

- **Antiemetika** bei Übelkeit und Erbrechen
- **Magenschutzmittel** bei zu viel Magensäure

Antiemetika

Antiemetika helfen bei **Übelkeit** und **Erbrechen,** indem sie den Brechreiz im Gehirn unterdrücken. Es ist wichtig zu wissen, was die Ursache für das Erbrechen ist. Dann wird ein passendes Medikament gegeben. Zum Beispiel: **H_1-Antihistaminika, Serotoninantagonisten** oder **Prokinetika.**

H_1-Antihistaminika

H_1-Antihistaminika helfen gut bei **Schwindel,** der vom Gleichgewichtsorgan im Ohr kommt. H_1-Antihistaminika werden vor allem bei **Reisekrankheiten** und **Kinetosen** (Bewegungskrankheiten) eingesetzt. Diese Medikamente hemmen die H_1-Rezeptoren, an denen Histamin wirkt.
Beispiele für H_1-Antihistaminika sind:

- Dimenhydrinat wie Vomex® A
- Diphenhydramin wie Emesan®

H_1-Antihistaminika machen als **Nebenwirkung** müde.

Serotoninantagonisten

Serotoninantagonisten helfen bei **Erbrechen durch Zytostatika** in der Behandlung von Krebserkrankungen. Serotoninantagonisten hemmen die Serotoninrezeptoren im Brechzentrum.
Beispiele für Serotoninantagonisten sind:

- Ondansetron wie Zofran®
- Granisetron wie Kevatril®

Wichtige **Nebenwirkungen** von Serotoninantagonisten sind:

- **Obstipation** (Verstopfung)
- Kopfschmerzen

Prokinetika

Prokinetika erhöhen die Magen-Darm-Tätigkeit. Prokinetika helfen dabei, dass der Magen sich schneller leert. Dadurch geht der Nahrungsbrei schneller in den Darm weiter. Dafür hemmen diese Medikamente bestimmte Rezeptoren von Serotonin und Dopamin im Körper.
Beispiele für Prokinetika sind:

- Metoclopramid wie Paspertin®
- Domperidon wie Motilium®

Wichtige **Nebenwirkungen** von Prokinetika sind:

- Müdigkeit
- Kopfschmerzen
- Durchfall
- Bewegungsstörungen

Magenschutzmittel

Wenn zu viel **Magensäure** gebildet wird, dann kann das Erkrankungen auslösen oder verstärken. Zum Beispiel: eine *Gastritis.*
Magenschutzmittel helfen bei **zu viel** Magensäure. Magenschutzmittel wirken auf verschiedenen Wegen:

- **Antazida** können die Säure binden oder neutralisieren.
- **Protonenpumpenhemmer** lassen den Magen weniger Salzsäure produzieren.

Antazida

Antazida helfen bei **Sodbrennen.** Antazida binden die überschüssige Magensäure und machen sie weniger **sauer.** Der pH-Wert im Magen wird neutraler. Aber die Magensäure wird dadurch **nicht** weniger produziert.

Beispiele für Antazida sind:

- Kalziumkarbonat und Magnesiumkarbonat wie Rennie®
- Aluminiumoxid und Magnesiumhydroxid wie Maaloxan®
- Aluminium-Magnesium-Silikathydrat wie Simagel®
- Aluminium-Magnesiumhydroxid-Karbonathydrat wie Talcid®

Praxistipp

Antazida wirken sehr schnell. Sie werden 1 bis 2 Stunden **nach** einer Mahlzeit und vor dem Schlafen gegeben.

Protonenpumpenhemmer

Protonenpumpenhemmer sorgen dafür, dass der Magen **weniger** Säure bildet. Diese Medikamente blockieren die Protonenpumpen in den Belegzellen im Magen. Die Blockade ist nicht umkehrbar und die Zellen müssen neue Protonenpumpen herstellen. Darum wirken die Medikamente bis zu **24 Stunden** lang.
Protonenpumpenhemmer helfen zum Beispiel bei: **Sodbrennen, Refluxösophagitis, Magen- und Zwölffingerdarmgeschwüren** und bei Infektionen mit dem Bakterium **Helicobacter pylori.**
Beispiele für Protonenpumpenhemmer sind:

- Omeprazol wie Antra®
- Lansoprazol wie Agopton®
- Pantoprazol wie Pantozol®, Rifun®
- Rabeprazol wie Pariet®
- Esomeprazol wie Nexium®

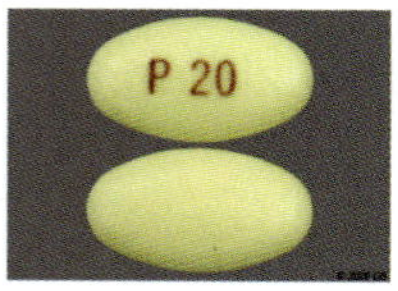

Abb. 10.2 Eine gelbe, ovale Pantoprazol-Tablette. Auf einer Seite steht: P 20. Das bezieht sich auf die Dosierung: 20 mg pro Tablette.
[G476-003]

Häufige **Nebenwirkungen** von Protonenpumpenhemmern sind:

- gutartige Magenpolypen
- Kopfschmerzen, Schwindel
- Durchfall, Übelkeit und Erbrechen

Vorsicht

Protonenpumpenhemmer stören die Aufnahme von **Kalzium.** Wenn die Tabletten über lange Zeit eingenommen werden, dann bekommt der Körper weniger Kalzium. Kalzium ist wichtig für stabile Knochen. Ohne genug Kalzium werden die Knochen schwach und brüchig.
Eine wichtige **Nebenwirkung** von Protonenpumpenhemmern ist deshalb die **Osteoporose.**

Praxistipp

Protonenpumpenhemmer lösen sich erst im Darm auf. Die Tabletten oder Kapseln sollten nüchtern 30 bis 60 Minuten **vor** dem Essen eingenommen werden. Nur so können Protonenpumpenhemmer gut wirken.

H_2-Blocker wirken ähnlich wie Protonenpumpenhemmer und blockieren H_2-Rezeptoren in der Magenschleimhaut. Die Wirkung ist schwächer als bei Protonenpumpenhemmern. Nach der Behandlung mit H_2-Blockern kommen Erkrankungen wie Geschwüre häufiger zurück. Deshalb werden H_2-Blocker **seltener** eingesetzt.
Beispiele für H_2-Blocker sind:

- Cimetidin, zum Beispiel H_2-Blocker ratiopharm®
- Famotidin, zum Beispiel Pepdul®

Nebenwirkungen von H_2-Blockern sind:

- Kopfschmerzen
- Schwindelgefühl
- Müdigkeit
- Durchfall oder *Obstipation*

Schleimhautprotektiva

Schleimhautprotektiva **schützen** und **stärken** die Magenschleimhaut.
Beispiele für Schleimhautprotektiva sind:

- Misoprostol wie Misoone® in Arthotec®
- Sucralfat wie Sucrabest®

Praxistipp

Sodbrennen kommt oft in der Nacht vor. Im Liegen kann die Magensäure leichter zurück in die Speiseröhre fließen. Deshalb ist es gut, den Oberkörper etwas höher zu lagern.
Einige Speisen und Gewohnheiten können das Sodbrennen verstärken. Zum Beispiel: fettige oder stark gewürzte Mahlzeiten, Zitrusfrüchte, Alkohol, Kaffee und Rauchen. Auch große Portionen auf einmal zu essen kann Beschwerden machen.
Besser ist es, mehrere kleine Mahlzeiten über den Tag zu verteilen.
Oft treten die Beschwerden zwischen den Mahlzeiten auf. Da kann ein kleines Stück Brot helfen, weil es die Magensäure bindet.

10.2 Welche Medikamente helfen bei Darmerkrankungen?

Der Darm kann auf verschiedene Weisen erkranken. Häufige Beschwerden sind *Obstipation, Diarrhö* oder Blähungen.
Wichtige Arten von Medikamenten bei Darmbeschwerden sind:

- **Laxanzien** bei Verstopfung
- **Antidiarrhoika** bei Durchfall
- **Karminativa** bei Blähungen

Laxanzien

Laxanzien helfen bei *Obstipation* (Verstopfung). Laxanzien vergrößern die Stuhlmenge. Dann geht die Nahrung schneller durch den Darm und der Darm **entleert** sich schneller.
Es gibt verschiedene Arten von Laxanzien. Zum Beispiel: **Quellstoffe, osmotische Laxanzien, Hydragoga** und **lokale Laxanzien.**

Quellstoffe

Quellstoffe müssen mit viel **Flüssigkeit** eingenommen werden. Quellstoffe **quellen** im Darm auf und vermehren damit den Darminhalt. Das regt die Verdauung an.
Beispiele für Quellstoffe sind:

- Flohsamenschalen, zum Beispiel Mucofalk®
- Leinsamen
- Weizenkleie

Eine wichtige **Nebenwirkung** von Quellstoffen ist ein *Ileus* (Darmverschluss). Ein Ileus kann entstehen, wenn zu den Quellstoffen zu wenig Flüssigkeit getrunken wird.

Osmotische Laxanzien

Osmotische Laxanzien oder Osmolaxanzien sind Medikamente, die das Wasser **binden** und den Stuhl weicher machen. Osmotische Laxanzien müssen mit viel **Flüssigkeit** eingenommen werden.
Beispiele für osmotische Laxanzien sind:

- Lactulose wie Bifiteral®
- Macrogol wie Laxofalk®, Movicol®
- Magnesiumsulfat und Natriumsulfat wie Bittersalz und Glaubersalz

Hydragoga

Hydragoga verändern den Transport von Wasser und Salzen im Darm. Weniger Wasser wird aus dem Darm zurück in den Körper aufgenommen. Gleichzeitig strömen mehr Wasser und Elektrolyte in den Darm. Das macht den **Stuhl weicher.**
Beispiel für Hydragoga sind:

- Anthrachinoine wie Agiolax®
- Biscacodyl wie Dulcolax®
- Natriumpicosulfat wie Laxoberal®
- Rizinusöl wie Abtei® Abführkapseln

Wichtige **Nebenwirkungen** von Hydragoga sind:

- Schmerzen im Bauchraum und Übelkeit
- Wasser und Elektrolyte gehen verloren
- bei langer Einnahme kann sich die Verstopfung verstärken
- bei dauerhafter Einnahme kann der Kaliumwert im Blut zu niedrig werden und die Nieren können geschädigt werden

Antidiarrhoika

Begriffserklärung

Darmmotilität: Der Darm kann sich bewegen. Diese Bewegungen kommen durch Muskeln im Darm. Die Darmmotilität ist die Beweglichkeit im Darm.

Antidiarrhoika helfen bei *Diarrhö* (Durchfall). Durchfall kann viele Gründe haben. Zum Beispiel: verdorbenes Essen, Infektionen mit Bakterien oder Viren oder auch chronische Darmentzündungen wie Morbus Chron oder Colitis ulcerosa. Deshalb muss die Ursache genau bekannt sein. Nur dann hilft die richtige Behandlung.

Merkhilfe

Bei Durchfall **verliert** der Körper Flüssigkeit und Elektrolyte. Deshalb müssen diese ersetzt werden. Entweder **oral** oder parenteral als **Infusion.** Oral eingenommen werden können zum Beispiel: die Fertigprodukte Elotrans® oder Oralpädon®.
Das Ersetzen von Flüssigkeit und Elektrolyten stoppt nicht den Durchfall, aber es hat folgende Wirkung: es stabilisiert den Kreislauf, vermeidet eine Dehydration und verhindert lebensbedrohliche Störungen im Elektrolythaushalt.

Es gibt auch Medikamente, die den Darm **langsamer** machen. Diese Medikamente heißen: **Motilitätshemmer**. Motilitätshemmer binden an die Opioid-Rezeptoren im Darm.

Beispiele für Motilitätshemmer sind:

- Loperamid wie Imodium®
- Opiumtinktur wie Dropizol®
- Racecadotril wie Vaprino®

Wichtige **Nebenwirkungen** von Motilitätshemmern sind:

- Kopfschmerzen, Müdigkeit, Schwindel
- Bauchkrämpfe, Übelkeit
- Mundtrockenheit
- *Ileus* (Darmverschluss)

Karminativa

Karminativa sind Mittel gegen Blähungen. Karminativa helfen bei **Koliken** (schmerzhaften Krämpfen), Blähungen und Entzündungen. Beispiele für Karminativa sind Spasmolytika und Entschäumer:

- **Spasmolytika** wirken an den glatten Muskelzellen und **lösen Krämpfe.** Zum Beispiel: der Wirkstoff Butylscopolamin (Buscopan®). Zu Spasmolytika siehe auch Kapitel 7.1.
- **Entschäumer** lassen den Magen-Darm-Trakt weniger Schaum bilden. Dadurch lösen Entschäumer auch Blähungen auf. Beispiele für Entschäumer mit dem Wirkstoff Simeticon sind: Lefax® und Sab simplex®.

11 Welche Medikamente wirken auf den Stoffwechsel und das Hormonsystem?

Begriffserklärung

Endokrinologie: Lehre von den Hormonen. Die Endokrinologie ist ein Bereich der Inneren Medizin. Die Endokrinologie beschäftigt sich mit den Drüsen im Körper, die Hormone herstellen (*endokrine Drüsen*). Wenn das Hormonsystem nicht richtig funktioniert, dann kümmert sich die Endokrinologie um die Behandlung.

Begriffserklärung

Stoffwechsel: Alle Lebewesen wandeln ständig Stoffe im Körper um. Das heißt: Stoffwechsel. Der Stoffwechsel besteht aus zwei Teilen: dem **Katabolismus** und dem **Anabolismus**.
Katabolismus bedeutet: Der Körper baut Nährstoffe ab, um Energie zu gewinnen. Zum Beispiel baut der Körper ein Stück Kuchen in Energie um, die er zum Denken, Gehen und Atmen braucht. Der Körper baut aber auch Körperstrukturen wie Fettgewebe oder Muskeln ab, wenn ihm andere Energie fehlt.
Anabolismus bedeutet: Der Körper baut aus Stoffen neue, wichtige Körperstrukturen auf. Zum Beispiel baut der Körper Proteine in die Muskeln ein, damit die Muskeln wachsen.

Hormone sind wichtige Botenstoffe im Körper. Hormone steuern wichtige Vorgänge. Zum Beispiel:

- den Blutzucker
- den Blutdruck
- den Stoffwechsel

Wenn der Körper zu viele oder zu wenige Hormone bildet, dann geraten wichtige Vorgänge im Körper aus dem Gleichgewicht. Das kann zu Beschwerden oder Krankheiten führen. Dann ist vielleicht eine Therapie mit Medikamenten notwendig. Häufige Krankheitsbilder sind:

- **Diabetes mellitus**
- **Fettstoffwechselstörungen**
- **Schilddrüsenerkrankungen**
- **Osteoporose**

Die Medikamente für den Stoffwechsel sind sehr unterschiedlich. Die Medikamente können an vielen verschiedenen Orten im Körper wirken. Es gibt zum Beispiel:

- **Antidiabetika**
- **Kortikoide**
- **Schilddrüsentherapeutika**

11.1 Wie wirken Antidiabetika?

Antidiabetika werden bei einem erhöhten Blutzuckerspiegel gegeben. Vor allem bei: **Diabetes mellitus Typ 1** und **Typ 2.**
Die Inselzellen der Bauchspeicheldrüse produzieren Insulin. Insulin ist lebenswichtig und beeinflusst den **Blutzucker**. Insulin hilft, den Zucker (*Glukose*) aus dem Blut in die Körperzellen zu bringen. Manchmal produzieren Menschen nicht genug Insulin (*Insulinmangel*) oder ihr Körper kann das Insulin nicht gut nutzen (*Insulinresistenz*). Dann entsteht ein erhöhter Blutzuckerspiegel. Wenn der Blutzuckerspiegel dauerhaft zu hoch ist, dann hat das negative Folgen für den Körper. Zum Beispiel: Schäden an den Blutgefäßen, Augen oder Nerven.
Es gibt **orale Antidiabetika** und **Insulin-Injektionen.**

Merkhilfe

Diabetes mellitus Typ 1 ist ein **absoluter Insulinmangel.** Der Körper bildet **kein** Insulin.
Diabetes mellitus Typ 2 ist ein **relativer Insulinmangel.** Der Körper bildet nicht genug Insulin. Oder das Insulin wirkt nicht richtig.

Praxistipp

Pflegefachpersonen sollten bei Diabetes-Erkrankungen regelmäßig

- den Blutzucker messen.
- Anzeichen für eine *Hypoglykämie* (zu niedriger Blutzucker) beobachten.

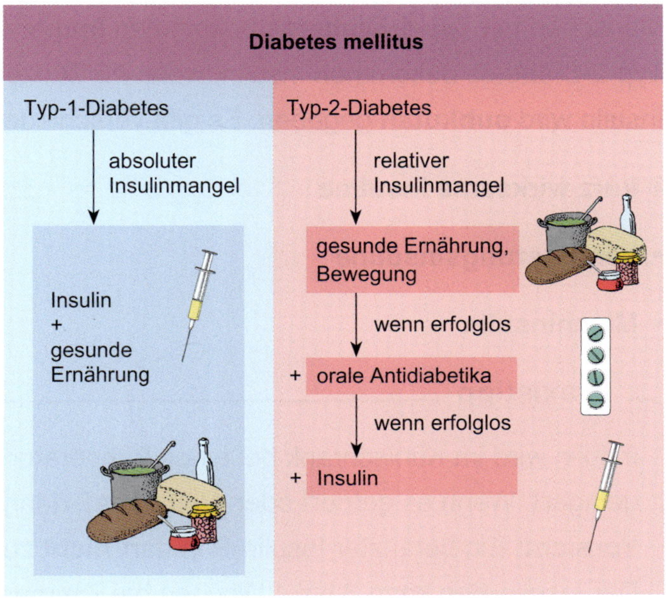

Abb. 11.1 Die Therapie von Diabetes mellitus hängt vom Typen ab. Links: Typ-1-Diabetes wird immer mit Insulin behandelt. Rechts: Bei einem Typ-2-Diabetes wird zuerst durch gesunde Ernährung und Bewegung behandelt. Wenn das allein nicht hilft, dann werden zusätzlich orale Diabetika gegeben. Und wenn auch das nicht hilft, dann wird Insulin gegeben. [L190]

Orale Antidiabetika

Orale Antidiabetika werden oft bei **Typ-2-Diabetes** gegeben, wenn eine gesunde Ernährung allein nicht hilft. Die Medikamente wirken an verschiedenen Stellen im Körper. Zum Beispiel lassen orale Antidiabetika

- die Bauchspeicheldrüse mehr Insulin ausschütten.
- den Körper mehr Glukose über den Urin ausscheiden.
- das Insulin stärker an den Zellen wirken.

Beispiele für orale Antidiabetika sind:

- Acarbose wie Glucobay®
- Biguanide wie Metformin (Glucophage®)
- Dapagliflozin wie Forxiga®
- Exenatide wie Byetta®
- Sulfonylharnstoffe wie Glibenclamid (Glib ratio S®), Glimepirid (Amaryl®)

Wichtige **Nebenwirkungen** von oralen Antidiabetika sind:

- Blähungen, Bauchschmerzen und Durchfall (Acarbose)
- Magen-Darm-Beschwerden

Insuline

Menschen mit **Typ-1-Diabetes** bekommen **immer** Insulin. Auch Menschen mit einem Typ-2-Diabetes bekommen Insulin, wenn ihr Blutzucker schlecht einstellbar ist. Insulin wird **subkutan** gegeben. Es gibt verschiedene Arten von Insulin:

- **kurz wirksame Insuline**
- **Verzögerungsinsuline**
- **Mischinsulin**

Praxistipp

Insulin wird im Kühlschrank bei einer Temperatur von 2 bis 8 Grad Celsius gelagert. Wenn es gefriert oder erhitzt wird, dann wirkt es nicht mehr. **Vorsicht!** Ein benutzter Insulin-Pen darf **nicht** zurück in den Kühlschrank. Der Insulin-Pen kann 3 bis 4 Wochen bei Zimmertemperatur liegen.

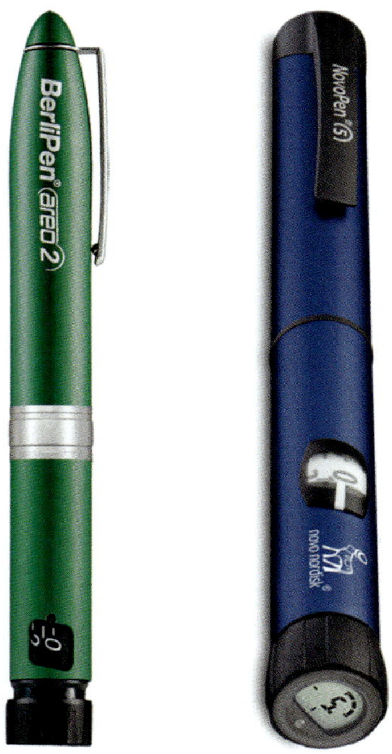

Abb. 11.2 Verschiedene Insulin-Pens [U241, U107]

Kurz wirksame Insuline

Kurz wirksame Insuline wie **Normalinsulin** wirken schon nach 15 bis 30 Minuten. Nach etwa 2 Stunden wirkt das Insulin am stärksten (**Wirkungsgipfel**). Nach etwa 6 Stunden ist die Wirkung vorbei. Wenn mehr Insulin gespritzt wird, dann wirkt es manchmal auch länger.
Kurz wirksame **Insulin-Analoga** wirken sogar noch etwas schneller. Ihre Wirkung ist dafür auch schneller vorbei.
Beispiele für kurz wirksame Insuline sind:

- Actrapid®, Huminsulin® Normal, Insuman® Rapid

Beispiele für kurz wirksame Insulin-Analoga sind:

- Apidra®, Humalog®, Novorapid®

Verzögerungsinsuline

Verzögerungsinsuline wirken zwischen 12 und 24 Stunden.
Es gibt mittellang wirksame Insuline (*Intermediärinsuline*) und lang wirksame Insuline (*Langzeitinsuline*).
Die mittellang wirksamen Insuline wirken nach etwa einer Stunde. Nach etwa 4 bis 8 Stunden wirkt das Insulin am stärksten. Nach etwa 12 bis 18 Stunden ist die Wirkung vorbei.
Die Langzeitinsuline wirken erst nach etwa 3 Stunden. Nach etwa 24 Stunden ist die Wirkung vorbei.
Beispiele für mittellang wirksame Insuline sind:

- Insuman®Basal, Huminsulin® Basal (NPH), Protaphane®

Beispiele für Langzeitinsuline sind:

- Lantus®, Levemir®

Mischinsuline

Mischinsuline sind eine **Kombination** aus kurz und lang wirksamen Insulinen.
Ein Beispiel für Mischinsuline ist:

- Actraphane®

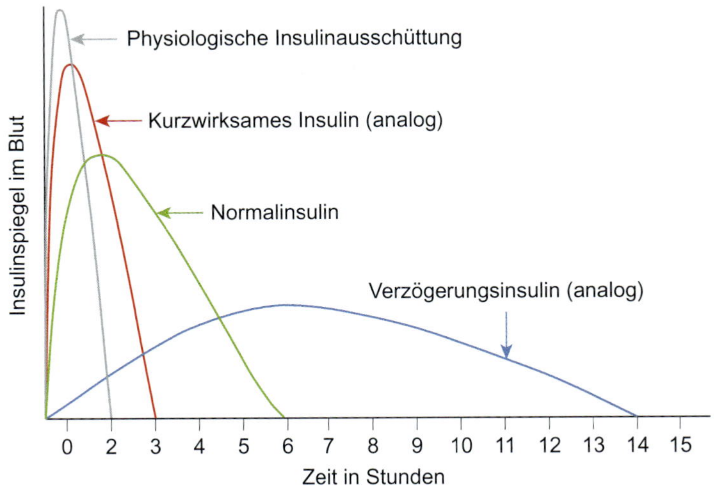

Abb. 11.3 Die Grafik zeigt den Insulinspiegel im Blut über die Zeit (0 bis 15 Stunden). Verglichen werden vier Kurven: 1. Natürliches Insulin (grau), 2. Kurz wirksames Insulin-Analogon (rot), 3. Normalinsulin (grün) und 4. Verzögerungsinsulin (blau). [L143]

11.2 Wie wirken Kortikoide?

Die Nebenniere bildet Kortikoide in der **Nebennierenrinde.** Es gibt zwei Arten: die **Mineralokortikoide** und die **Glukokortikoide.** Die Hypophyse sendet das Hormon **ACTH** an die Nebenniere, damit die Nebenniere die Kortikoide produziert.

Glukokortikoide

Glukokortikoide haben viele verschiedene Wirkungen. Glukokortikoide steuern zum Beispiel den **Blutzucker** und den **Blutdruck** und unterdrücken das **Immunsystem.** Das bekannteste Glukokortikoid ist das **Kortison.**
Glukokortikoide werden vor allem verwendet bei:

- Entzündungen
- rheumatischen Erkrankungen
- Allergien
- Arthrosen
- **Ekzemen**

Begriffserklärung

Glukokortikoide heißen auch „Stresshormone“. Glukokortikoide helfen dem Körper, mit schwierigen Situationen fertig zu werden. Zum Beispiel: Schock, Traumata und Infektionen.

Merkhilfe

Kortison **unterdrückt** das Immunsystem und allergische Reaktionen. Kortison kann systemisch oder lokal an der Haut angewendet werden.

Systemische Glukokortikoide

Beispiele für systemische Glukokortikoide sind:

- Dexamethason wie Fortecortin®
- Hydrocortison wie Hydrocortison Hoechst®
- Methylprednisolon wie Urbason®
- Prednisolon wie Predni H Tablinen®, Prednisolut®
- Prednison wie Lodotra® oder Rectodelt®
- Triamcinolon wie Volon®

Wichtige **Nebenwirkungen** bei dauerhafter Einnahme von systemischen Glukokortikoiden in **hoher Dosis** sind:

- Ödeme
- *Hypertonie* (Bluthochdruck)
- Muskelschwäche
- Osteoporose
- ein höheres Infektionsrisiko
- Wundheilstörungen
- Cushing-Syndrom
- Symptome eines Diabetes mellitus

- Nebennieren-Insuffizienz nach plötzlichem Absetzen
- *Glaukom* (Grüner Star) oder *Katarakt* (Grauer Star)

Die Nebenwirkungen entstehen nur, wenn der Körper **zu viel Kortison** bekommt. Dann stellt der Körper selbst kein Kortisol mehr her.

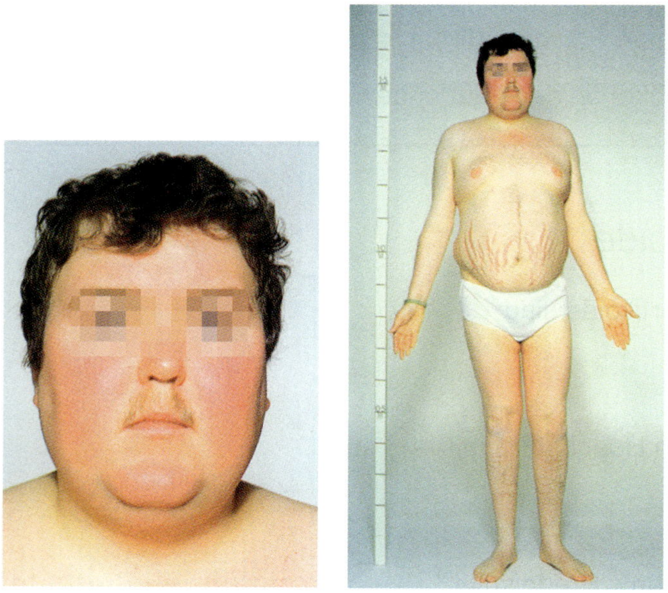

Abb. 11.4 Ein Cushing-Syndrom entsteht, wenn im Körper zu viel Kortison vorhanden ist. Das kann durch eine Behandlung mit Kortison passieren. Das Cushing-Syndrom entsteht auch durch die Krankheit Morbus Cushing. [E273]

Vorsicht

Kortison darf **nicht** plötzlich abgesetzt werden, wenn es längere Zeit und in hoher Dosis eingenommen wurde. Der Körper stellt dann oft kein eigenes Kortisol mehr her. Das kann sehr gefährlich sein. Es kann zu einer lebensbedrohlichen Nebennierenkrise (**Addisonkrise**) kommen. Deshalb muss Kortison langsam und **Schritt für Schritt** reduziert werden.

Praxistipp

Der Körper bildet Kortisol abhängig von der Tageszeit. Am frühen Morgen ist die Konzentration im Blut am höchsten. Dieser Vorgang heißt auch: **zirkadianer Rhythmus.** Deshalb sollten **systemische** Glukokortikoid-Medikamente auch **morgens** gegeben werden. Die systemischen Glukokortikoid-Medikamente unterstützen dann den zirkadianen Rhythmus.

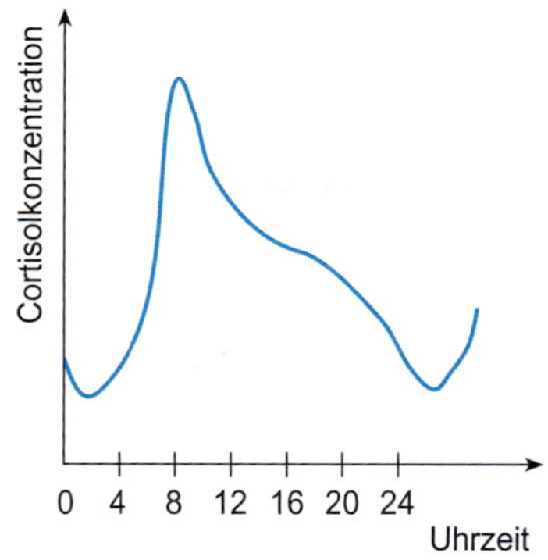

Abb. 11.5 Die Abbildung zeigt den zirkadianen Rhythmus. Morgens ist die Konzentration von Kortisol am höchsten. Im Laufe des Tages nimmt sie ab. In der Nacht ist die Konzentration am niedrigsten. [R437]

Glukokortikoide an der Haut

Beispiele für Glukokortikoide an der Haut sind:

- Betamethasonvalerat wie Betnesol®
- Prednicarbat wie Dermatop®
- Triamcinolonacetonid wie Triamgalen®

Wichtige **Nebenwirkungen** von Glukokortikoide an der Haut sind:

- *Hautatrophie* (die Haut wird dünner)
- Akne

Glukokortikoide zur Inhalation/nasal

Beispiele für Glukokortikoide zur Inhalation sind:

- Beclometason wie Junic®
- Budesonid wie Novopulmon®
- Flunisolid wie Syntaris®
- Fluticason wie Flutide®
- Mometason wie Nasonex®

Wichtige **Nebenwirkungen** von inhalierten Glukokortikoiden sind:

- Heiserkeit
- Mundsoor

Mehr Informationen zu Glukokortikoiden stehen in Kapitel 9.1.

Praxistipp

Heiserkeit und Mundsoor können Sie vermeiden, wenn die Patienten nach der Anwendung den Mund spülen. Außerdem sollten die Patienten Inhalierhilfen (*Spacer*) verwenden.

11.3 Wie wirken Medikamente für die Schilddrüse?

Medikamente für die Schilddrüse heißen **Schilddrüsentherapeutika.** Es gibt verschiedene Gruppen von Schilddrüsentherapeutika:

- Schilddrüsenhormone
- Medikamente, die die Herstellung der Hormone steuern
- Medikamente, die das Schilddrüsengewebe beeinflussen

Schilddrüsentherapeutika unterstützen den Körper bei: der Steuerung der **Herzfrequenz,** der **Körpertemperatur** und des **Fettabbaus.**

Merkhilfe

Bei einer **Hypothyreose** (Unterfunktion der Schilddrüse) ist der Stoffwechsel **verlangsamt.** Typische Symptome sind: Müdigkeit, Gewichtszunahme und Verstopfung und ein niedriger Puls.

Bei einer **Hyperthyreose** (Überfunktion der Schilddrüse) ist der Stoffwechsel **beschleunigt.** Typische Symptome sind: innere Unruhe und Nervosität, Gewichtsverlust und ein häufiger Stuhlgang und eine **Tachykardie**.

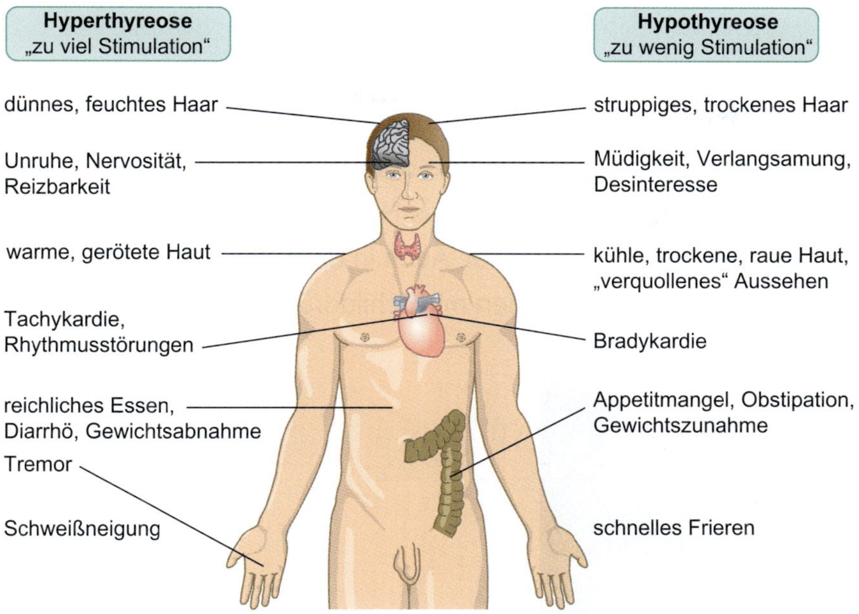

Abb. 11.6 Die Symptome einer Hyperthyreose und einer Hypothyreose **[L138]**

Schilddrüsenhormone

Bei einer *Hypothyreose* bekommt der Körper zu wenig Schilddrüsenhormone. Deshalb werden die Hormone als Medikament gegeben. Der Körper muss dann selbst keine oder wenige Hormone herstellen.
Beispiele für Schilddrüsenhormone sind:

- Levothyroxin oder L-Thyroxin (T_4) wie Eferox®, Euthyrox®
- Trijodidthyronin (T_3) wie Thybon®

L-Thyroxin hat die **Nebenwirkungen** einer Schilddrüsenüberfunktion (*Hyperthyreose*), wenn die Dosis **zu hoch** ist.

Praxistipp

L-Thyroxin sollte morgens auf **nüchternen** Magen **ohne** andere Medikamente eingenommen werden. Das bedeutet: 30 Minuten **vor** dem Frühstück, dazu ein Glas **stilles Wasser.** Das Frühstück sollte **ohne** viel Milch und Milchprodukte sein. So kann L-Thyroxin am besten aufgenommen werden.

Jodid

Der Körper braucht Jodid, um Schilddrüsenhormone zu **bilden.** Manchmal vergrößert sich die Schilddrüse, auch wenn sie normal funktioniert (*euthyreotes* **Struma**). Dann wird Jodid zur Prophylaxe oder Behandlung gegeben. Durch das Jod produziert die Hypophyse weniger das Hormon **Thyreotropin (TSH).** Dadurch verkleinert sich die Schilddrüse wieder. Auch in der Schwangerschaft braucht der Körper mehr Jodid, häufig zusammen mit Schilddrüsenhormonen.

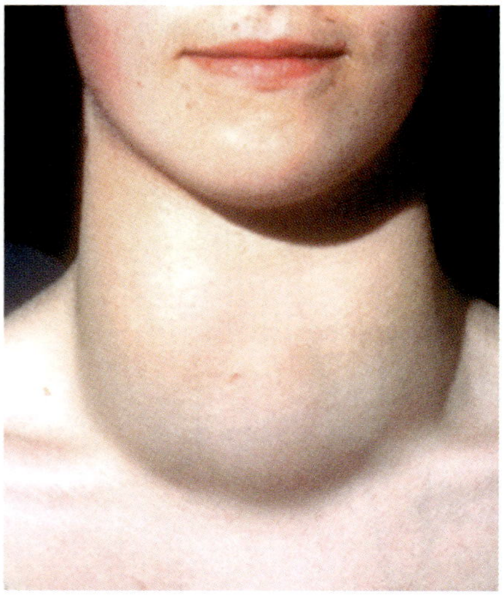

Abb. 11.7 Ein Hals mit einer vergrößerten Schilddrüse (Struma) [T127]

Diese Medikamente enthalten Jodid:

- Jodetten®
- Jodinat®
- Jodid-ratiopharm®

Diese Medikamente enthalten Jodid und L-Thyroxin:

- Jodthyrox®
- Eferox Jod® N
- Thyronajod®

Thyreostatika

Thyreostatika **verlangsamen** die Arbeit der Schilddrüse. Thyreostatika sind wichtig, wenn die Schilddrüse zu viel arbeitet (**Schilddrüsenüberfunktion** oder *Hyperthyreose*). Die Medikamente verhindern, dass die Schilddrüse zu viele Hormone herstellt. Thyreostatika können an verschiedenen Stellen die Herstellung der Hormone blockieren.

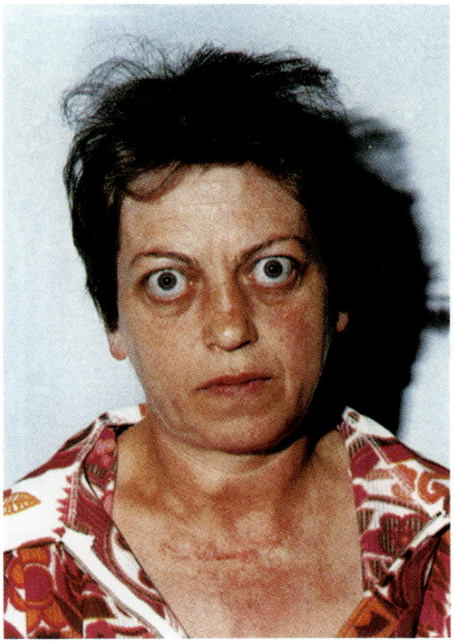

Abb. 11.8 Eine Patientin mit Hyperthyreose. Die Augen treten aus der Augenhöhle hervor (Exophthalmus).
[O639]

Beispiele für Thyreostatika sind:

- Carbimazol wie Carbimazol Henning®
- Perchlorat wie Irenat®
- Propylthiouracil wie Propycil®
- Thiamazo wie Methizol®

Merkhilfe

Eine *Hyperthyreose* wird mit Thyreostatika behandelt, weil diese die Hormonbildung hemmen. Beispiele sind Carbimazol und Thiamazol.
Eine *Hypothyreose* wird durch Substitution mit Schilddrüsenhormonen behandelt. Ein Beispiel ist Levothyroxin (T4).

12 Welche Medikamente helfen bei Infektionen?

Bei einer Infektion gelangen Krankheitserreger in den menschlichen Körper. Die Krankheitserreger bleiben am Körper haften. Dann gehen die Krankheitserreger in den Körper hinein und entwickeln oder vermehren sich dort. Häufig infizieren sich Menschen gegenseitig. Aber auch Tiere können Menschen infizieren. Zum Beispiel: mit Krätzmilben oder mit dem Fuchsbandwurm.
Krankheitserreger können auf verschiedenen Wegen in den Körper gehen. Zum Beispiel: durch den Mund, durch einen Insektenstich oder durch eine offene Hautwunde.

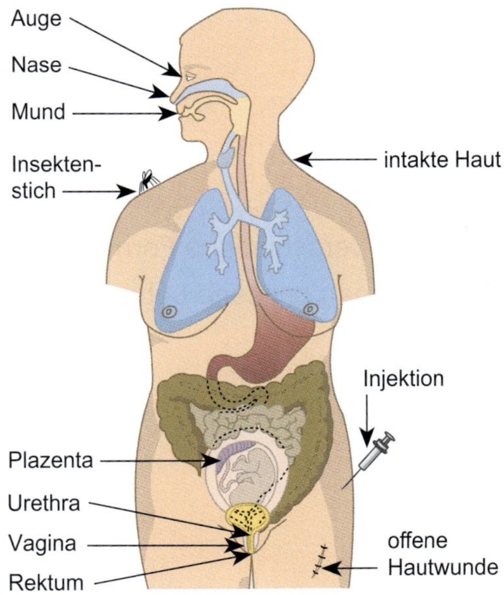

Abb. 12.1 Die Wege von Erregern in den Körper
[L138]

Medikamente gegen Infektionen heißen **Antiinfektiva**. Antiinfektiva bekämpfen Erreger, die den menschlichen Körper krank machen.
Wichtige Antiinfektiva sind:

- **Antibiotika** bei Bakterien
- **Virostatika** bei Viren
- **Antimykotika** bei Pilzen

12.1 Wie wirken Antibiotika bei Infektionen mit Bakterien?

Bakterien sind winzige Lebewesen und bestehen nur aus einer einzigen Zelle. Im menschlichen Körper vermehren sich die Bakterien und geben *Toxine* (giftige Stoffe) ab. Das löst Entzündungen aus und kann Zellen schädigen.

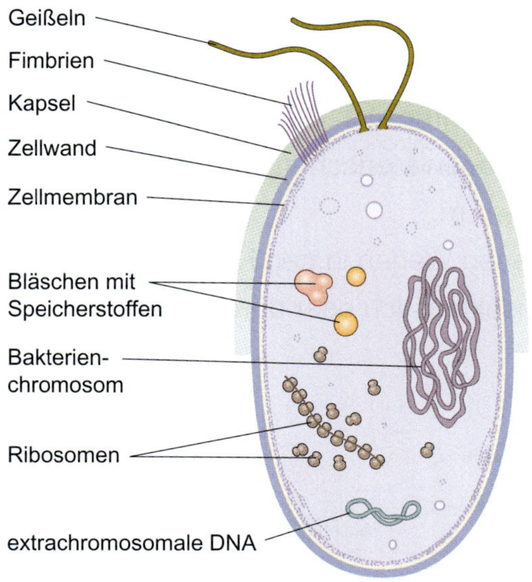

Abb. 12.2 Struktur einer Bakterienzelle [L190]

Bakterien haben verschiedene Formen. Wenn die Art eines Bakteriums bekannt ist, dann kann es genau passend behandelt werden.

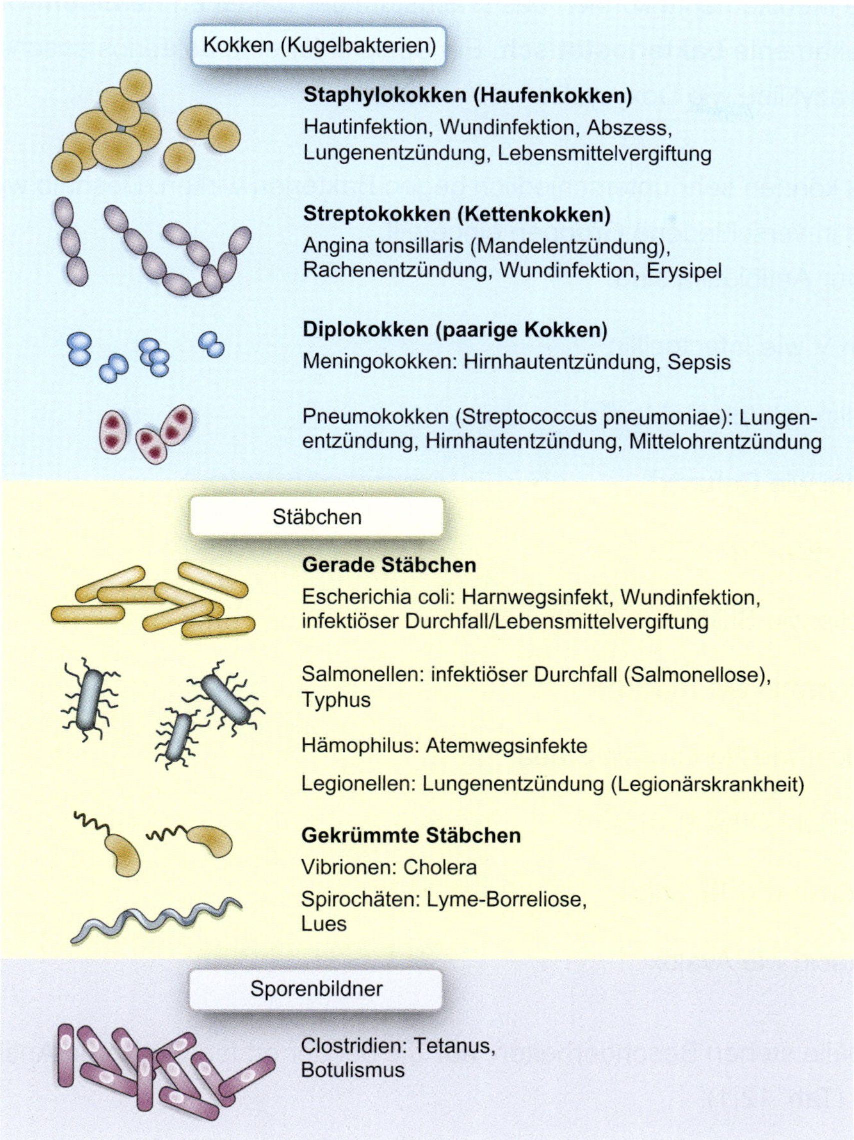

Abb. 12.3 Bakterienformen. Die Abbildung zeigt auch, welche Erkrankungen Bakterien auslösen können.
[L157]

Infektionen mit Bakterien werden mit **Antibiotika** oder **Chemotherapeutika** behandelt. Antibiotika werden aus natürlichen Stoffen hergestellt. Zum Beispiel: Pilze oder Bakterien. Chemotherapeutika werden nur aus künstlichen Stoffen hergestellt. Beide Medikamente verhindern, dass Bakterien weiterwachsen und im Körper bleiben. Das erreichen die Medikamente auf zwei verschiedenen Wegen:

- Die Medikamente können Bakterien **abtöten.** Dann sind die Medikamente **bakterizid**. Ein Beispiel für eine bakterizide Wirkung ist Penicillin.

- Oder die Medikamente können das Wachstum der Bakterien **hemmen.** Dann sind die Medikamente **bakteriostatisch**. Ein Beispiel für eine bakteriostatische Wirkung sind Tetrazykline wie Doxycyclin.

Antibiotika können sehr unterschiedlich gegen Bakterien wirken. Deshalb werden Antibiotika in verschiedene Gruppen eingeteilt.
Beispiele für Antibiotika sind:

- Penicillin V wie Infectocillin®
- Amoxicillin wie InfectoMox®
- Cefuroxim wie Cefurax®
- Doxycylin wie DoxyHEXAL®
- Minocyclin wie Skid®
- Clarythromycin wie Klacid®
- Norfloxacin wie Norfloxacin Stada®
- Ofloxacin wie Oflox Basics®
- Levofloxacin wie Tavanic®
- Moxifloxacin wie Avalox®

In der Tabelle stehen Besonderheiten, auf die bei der oralen Gabe von Antibiotika zu achten ist (Tab. 12.1).

Tab. 12.1 Worauf muss geachtet werden, wenn das Antibiotikum oral verabreicht wird?

Zu oder nach dem Essen	Nüchtern	Unabhängig vom Essen	Nicht zusammen mit Milch	Nicht mit Alkohol
Amoxicillin, Cefpodoxim, Cefuroxim, Cotrimoxazol, Doxycyclin, Minocyclin	Penicillin V, Roxythromycin, Norfloxacin, Ceftibuten, Erythromycin, Ampicillin	Clindamycin, Clarythromycin, Cefixim, Moxifloxacin, Azithromycin	Doxycyclin, Minocyclin, Levofloxacin, Ciprofloxaxin, Ofloxacin, Moxifloxacin, Norfloxacin	Metronidazol, Cefamadol, Latamoxef, Cefotiam

Praxistipp

Einnahme genau beachten

Antibiotika müssen immer in der gleichen Menge und zur gleichen Zeit eingenommen werden. „Dreimal täglich" bedeutet: Das Medikament wird alle 8 Stunden genommen. Zum Beispiel: morgens um 6 Uhr, nachmittags um 14 Uhr und abends um 22 Uhr.

Antibiotika werden oft oral als Tabletten eingenommen.

Vorsicht! Manche Antibiotika verlieren ihre Wirkung, wenn sie nach dem Essen oder zusammen mit Milch eingenommen werden.

12.2 Wie wirken Virostatika bei Infektionen mit Viren?

Viren bestehen nur aus Erbmaterial und einer Hülle aus Eiweiß. Erbmaterial ist eine DNA oder RNA. Viren können sich nicht allein vermehren. Für das Vermehren brauchen Viren eine lebende Zelle. Im menschlichen Körper dringt das Virus in eine Körperzelle ein. Dort zwingt das Virus die Zelle, neue Viren herzustellen. So breitet sich die Virus-Infektion im Körper aus.

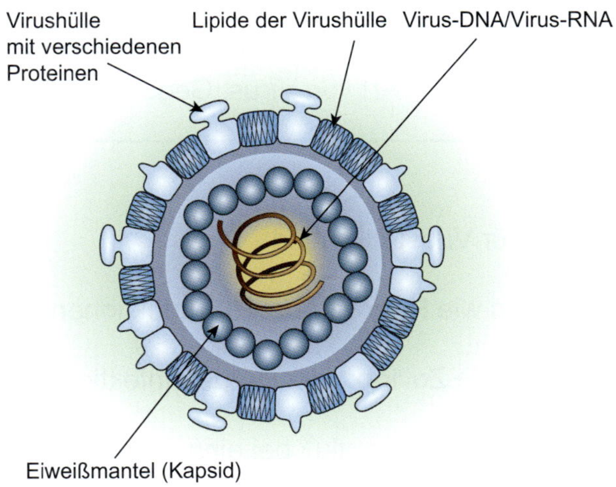

Abb. 12.4 Struktur einer Viruszelle [L255]

Bekannte Virus-Infektionen sind:

- Influenza (Virusgrippe)
- Covid-19
- Herpes-simplex

- Masern
- HIV

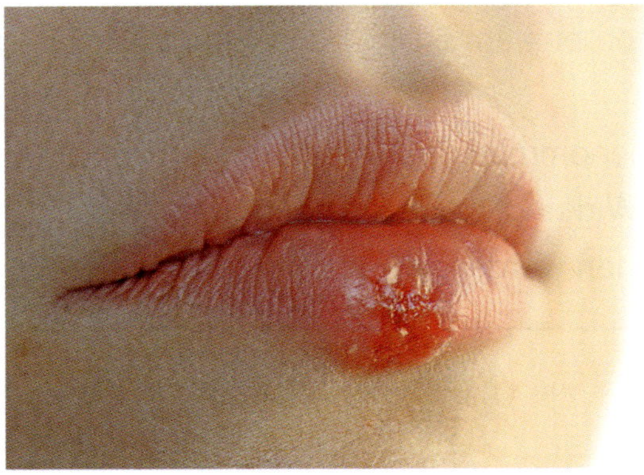

Abb. 12.5 Herpes labialis an der Unterlippe [J787]

Merkhilfe

Virostatika können Viren **nicht** abtöten. Virostatika können Viren nur in ihrem Zustand in der Zelle „festhalten" oder dem Immunsystem dabei helfen, die Viren zu beseitigen. Die Viren können sich dann nicht mehr vermehren. Oder die Viren können sich nur sehr langsam vermehren und das Immunsystem entfernt die befallenen Zellen.
Die Medikamente wirken nur gut, wenn sie ganz am **Anfang** der Krankheit gegeben werden. Aber die einzelnen Virostatika helfen oft nur gegen eine ganz bestimmte Art von Virus. Gegen andere Viren helfen sie nicht.

Beispiele für Virostatika sind:

- Zidovudin wie Retrovir® bei HIV-Infektionen und AIDS
- Aciclovir wie Zovirax® bei Herpes-Infektionen
- Oseltamivir wie Tamiflu® bei einer Virusgrippe

Wichtige **Nebenwirkungen** von Virostatika sind:

- *Anämie* (Blutarmut), Muskelschmerzen und Schlafstörungen (Zidovudin)
- Übelkeit, Erbrechen, Schwindel, Kopfschmerzen und Störungen der Nierenfunktion (Aciclovir)
- Übelkeit, Erbrechen oder Durchfall (Oseltamivir)

12.3 Wie wirken Antimykotika bei Infektionen mit Pilzen?

Viele Pilze leben auf dem Menschen und sind harmlos. Pilze können aber in ein Ungleichgewicht geraten. Zum Beispiel: nach der Gabe eines **Antibiotikums.** Eine Infektion durch Pilze heißt **Mykose**. Antimykotika bekämpfen diese Pilzinfektion auf zwei verschiedene Arten:

- Antimykotika können die Pilze **abtöten.** Dann sind die Antimykotika **fungizid**.
- Oder Antimykotika können das Wachstum der Pilze **hemmen.** Dann sind die Antimykotika **fungistatisch**.

Normalerweise werden Antimykotika **lokal** gegeben, weil die Pilze meistens Häute und Schleimhäute befallen (**lokale Mykosen**). Zum Beispiel: bei einer Pilzinfektion an einem Nagel, der Vaginalschleimhaut oder in der Mundschleimhaut.

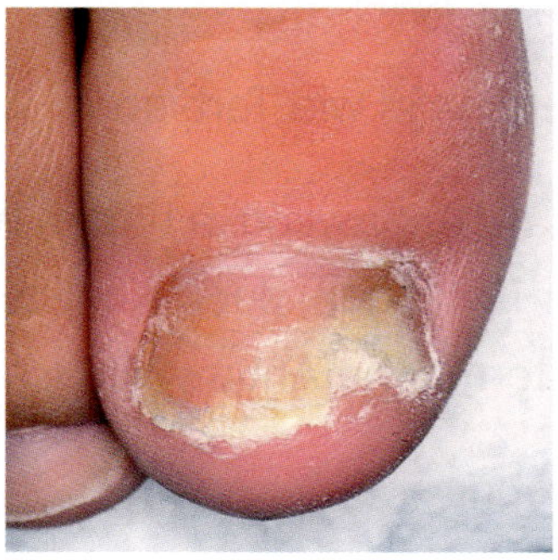

Abb. 12.6 Eine Nagelmykose [E1040]

Pilze können aber auch auf den inneren Organen siedeln (**systemische Mykosen**). Zum Beispiel: an der Lunge oder an den Harnwegen.

Merkhilfe

Menschen mit einer Abwehrschwäche bekommen leichter Pilzinfektionen. Zum Beispiel:

- Menschen mit einer Diabetes-Erkrankung
- Menschen mit fortgeschrittenen Tumoren
- Menschen mit einer HIV-Infektion
- Menschen, deren Immunsystem durch Medikamente unterdrückt wird
- Menschen nach einer Behandlung mit Antibiotika

Antimykotika greifen den Pilz an verschiedenen Stellen an. Zum Beispiel stören Antimykotika die **Zellwand.** Dann kann der Pilz nicht weiterwachsen. Oder der Pilz wird zerstört.
Beispiele für lokale Antimykotika sind:

- Bifonazol wie Bifon®
- Clotrimazol wie Canesten®
- Ketoconazol wie Nizoral®
- Terbinafin wie Lamisil®

Beispiele für systemische Antimykotika sind:

- Fluconazol wie Diflucan®
- Itraconazol wie Sempera®
- Terbinafin wie Terbiderm®

Lokale Antimykotika haben **wenig Nebenwirkungen.** Lokale Antimykotika können aber Rötungen, Juckreiz, Stechen oder Brennen verursachen.
Systemische Antimykotika haben zum Beispiel diese **Nebenwirkungen:**

- Fieber
- Appetitlosigkeit bis Erbrechen
- Durchfall
- *Anämie* (Blutarmut)
- Thrombosen und Venen-Entzündungen

13 Welche Medikamente wirken auf den Urogenitaltrakt?

Begriffserklärung

Der **Urogenitaltrakt** umfasst die Organe der Harnwege und die Geschlechtsorgane. Zu den Harnwegen gehören: Nieren, Harnleiter, Harnblase und Harnröhre. Über die Harnwege kann der Körper Abfallstoffe und überschüssiges Wasser aus dem Körper ausscheiden. Die Geschlechtsorgane sind wichtig für die Fortpflanzung und Sexualität.

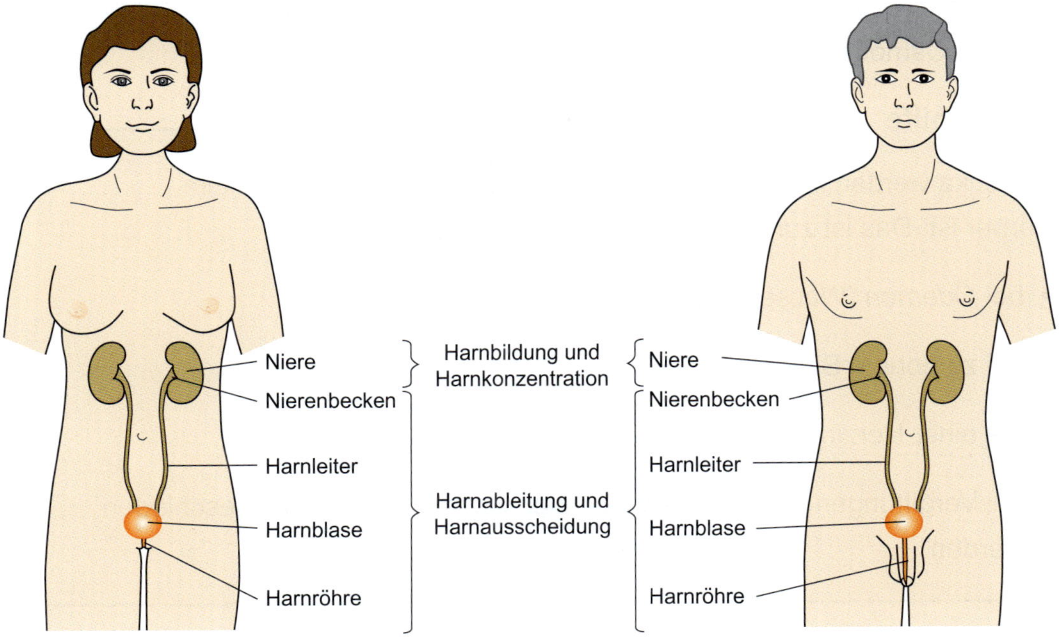

Abb. 13.1 Die Harnorgane einer erwachsenen Frau und eines erwachsenen Mannes [L143]

Medikamente für den Urogenitaltrakt wirken gegen Erkrankungen und Beschwerden in: den Nieren, der Blase, den Harnwegen oder den Geschlechtsorganen. Wichtige Medikamente für den Urogenitaltrakt sind:

- **Diuretika**
- **Arzneimittel bei Miktionsstörungen**

13.1 Wie wirken Diuretika?

Diuretika lassen den Körper mehr **Urin ausscheiden,** indem sie die Urinproduktion in den Nieren steigern. Die Nieren filtern das Blut. Die ableitenden Harnwege sammeln den Harn aus den Nieren. Dann leiten die Harnwege den Harn über die Harnleiter, Harnblase und Harnröhre nach außen. So kann der Körper schädliche und nicht mehr benötigte Stoffe ausscheiden.

Begriffserklärung

Der Name Diuretika kommt von dem Wort *Diurese.* Diurese bedeutet: Der Körper scheidet mehr Urin aus. Das ist eine normale Funktion im Körper, aber Diuretika können diese Funktion auslösen oder verstärken.

Diuretika sorgen meistens dafür, dass mehr Natrium im Urin bleibt. Das Wasser folgt dem Natrium und wird dann mit ausgeschieden. Eine Ausnahme sind osmotische Diuretika. Osmotische Diuretika wirken auf eine andere Weise.

Merkhilfe

Diuretika werden immer dann gegeben, wenn **zu viel** Flüssigkeit im Körper ist. Das ist zum Beispiel wichtig in diesen Fällen:

- bei *Ödemen* (Wasseransammlungen im Gewebe)
- bei zu hohem Blutdruck
- bei einer Herzinsuffizienz
- bei Vergiftungen, damit die schädlichen Stoffe schneller ausgeschieden werden

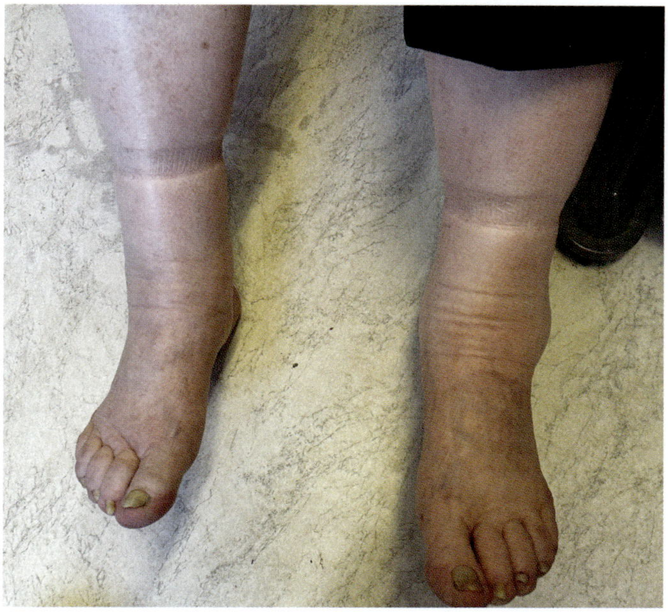

Abb. 13.2 Ödeme in beiden Knöcheln. Bei Ödemen schnüren die Strümpfe das Gewebe ein. [T500]

Es gibt verschiedene Gruppen von Diuretika:

- Thiazide
- Schleifendiuretika
- Aldosteronantagonisten
- Cycloamidintyp-Diuretika

Diuretika wirken an verschiedenen Orten in der Niere: in der Nierenrinde oder im äußeren oder inneren Nierenmark.
Beispiele für Diuretika sind:

- Eplerenon wie Inspra®
- Furosemid wie Lasix®
- Hydrochlorothiazid wie HCT Beta®
- Spironolacton wie Aldactone®
- Torasemid wie Torem®

Wichtige **Nebenwirkungen** von Diuretika sind:

- Elektrolytentgleisungen
- niedriger Blutdruck

- Krämpfe in den Waden
- *Exikkose* (Austrockung)

Praxistipp

Das gehört zur Pflege bei Menschen, die Diuretika einnehmen:

- Täglich den Blutdruck messen. 2 bis 3-mal in der Woche das Körpergewicht kontrollieren.
- Diuretika morgens geben, damit die Person nachts nicht auf die Toilette muss.
- Bei Bewohnern auf Zeichen einer Dehydration achten.
- Die Haut auf Anzeichen von Trockenheit überwachen. Nach Bedarf mit einer lipophilen Creme eincremen.

Vorsicht

Durch die Diuretika scheiden Patienten auch mehr Mineralstoffe wie Kalium aus. Zu wenig Kalium im Blut kann zu Problemen führen: im Herz, in den Muskeln oder in den Nerven. Pflegefachpersonen achten darum auf die Zeichen einer *Hypokaliämie* (Kaliummangel): Muskelkrämpfe, Herzrhythmusstörungen, Obstipation.

13.2 Wie wirken Medikamente bei Miktionsstörungen?

Begriffserklärung

Miktion: Die Harnblase entleeren.
Miktionsstörungen: sind Probleme beim Wasserlassen. Die Blase kann sich nicht wie gewohnt entleeren. Zum Beispiel: bei einer Infektion der Nieren oder Harnwege.

Medikamente bei Miktionsstörungen können das vegetative Nervensystem beeinflussen. Siehe auch Kapitel 7. Das Nervensystem steuert die Muskeln in der Blasenwand und im inneren Schließmuskel.

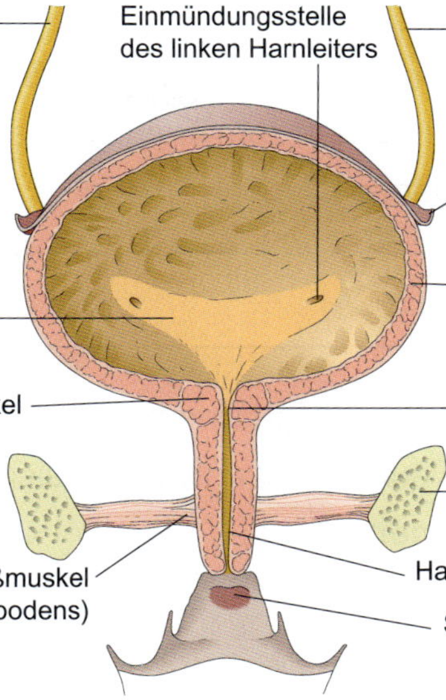

Abb. 13.3 Die Abbildung zeigt die Harnblase einer Frau. Medikamente bei Miktionsstörungen wirken auf die glatte Muskulatur der Blasenwand und den inneren Harnröhrenschließmuskel. [L190]

Merkhilfe

Einige Medikamente entspannen die Blasenwand und lassen den Schließmuskel zusammenziehen. Zum Beispiel: **Parasympatholytika** oder **Spasmolytika.**
Andere Medikamente machen das Gegenteil. Diese Medikamente lassen die Blasenwand zusammenziehen und den Schließmuskel entspannen. Zum Beispiel: **Parasympathomimetika.**

Parasympatholytika helfen bei der **Dranginkontinenz.**
Beispiele für Parasympatholytika sind:

- Solifenacin wie Vesikur®
- Tolderodin wie Detrusitol®
- Trospiumchlorid wie Spasmex®

Beispiele für Spasmolytika sind:

- Oxybutynin wie Oxybutynin Stada®
- Propiverin wie Mictonorm®

Merkhilfe

Die beste Therapie bei Inkontinenz ist das **Beckenbodentraining.** Menschen mit einer Vagina können zum Training spezielle Tampons benutzen. Zum Beispiel: Elanee®.

Praxistipp

Die Hautbeobachtung und Hautpflege sind bei Menschen mit Inkontinenz besonders wichtig. In der Feuchtigkeit entwickeln sich leichter eine **Intertrigo** und **Pilzinfektionen.**

14 Welche Medikamente helfen bei Hautkrankheiten?

Begriffserklärung

Die Haut ist das größte Organ im Körper. Die Haut hat 2 wichtige Funktionen:

- Die Haut schützt den Körper. Zum Beispiel: vor Hitze, vor Infektionen und davor, Wasser zu verlieren.
- Die Haut ist das Sinnesorgan für Berührung, Temperatur und Schmerz.

Die Haut wird unterteilt in die *Epidermis* (Oberhaut), *Dermis* (Lederhaut) und *Subkutis* (Unterhaut).

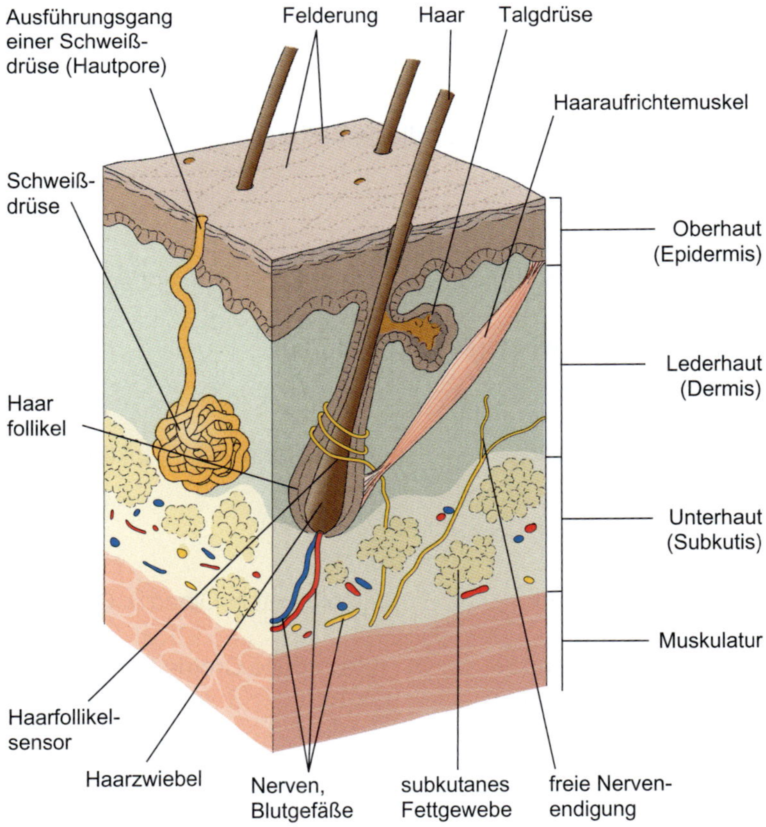

Abb. 14.1 Der Aufbau der Haut mit ihren drei Hauptschichten: Oberhaut, Lederhaut und Unterhaut.
[L190]

Dermatika heißen Medikamente, die auf der Haut oder bei Hauterkrankungen wirken.

Begriffserklärung

Öl-in-Wasser-Emulsion (O/W)
Bei einer O/W-Emulsion sind Öltröpfchen in Wasser verteilt. Diese Emulsion fühlt sich leicht und wasserhaltig auf der Haut an und lässt sich gut abwaschen. Eine O/W-Emulsion wird häufig für feuchtigkeitsspendende Hautpflege verwendet. Beispiele sind Milch, Lotionen und Cremes.

Wasser-in-Öl-Emulsion (W/O)
Bei einer W/O-Emulsion sind Wassertropfen in Öl verteilt. Diese Emulsion fühlt sich fettig auf der Haut an und bildet einen Schutzfilm, der Feuchtigkeit einschließt. Eine W/O-Emulsion wird oft für trockene oder stark beanspruchte Haut genutzt. Beispiele sind Butter und fettreiche Cremes.

Wie wirken Dermatika auf der Haut?

Dermatika bestehen aus einem **Wirkstoff** und einer **Grundlage.** Der Wirkstoff ist in einer Grundlage verteilt. Auch die Grundlage selbst kann eine Wirkung auf der Haut haben.

Tab. 14.1 Beispiele für die Wirkung von Grundlagen und Wirkstoffen auf die Haut

Welche Grundlage oder Arzneiform?	Wie wirkt es?	Beispiele
Alkohole	kühlend austrocknend desinfizierend	Franzbranntwein, Tinkturen
Öle und Ölbäder	fettend	Linola Fett N Ölbad®, Olivenöl, Zinkoxidöl
O/W-Cremes	kühlend entquellend	Hydrophile Creme DAB
W/O-Cremes	fettend	Wollwachsalkoholcreme DAB, Lanolin
Puder	austrocknend leicht kühlend abdeckend	Chlorhexidinpuder

Merkhilfe

Bei Dermatika ist der Wirkstoff wichtig, aber auch die Grundlage ist wichtig. Zum Beispiel, ob die Grundlage eine Salbe, eine Creme oder ein Gel ist.

- **Fettige** Grundlagen helfen bei **trockener** Haut.
- **Wässrige** Grundlagen kühlen und wirken dadurch gegen **Entzündungen** und **Juckreiz.** Wässrige Grundlagen können aber die Haut austrocknen.

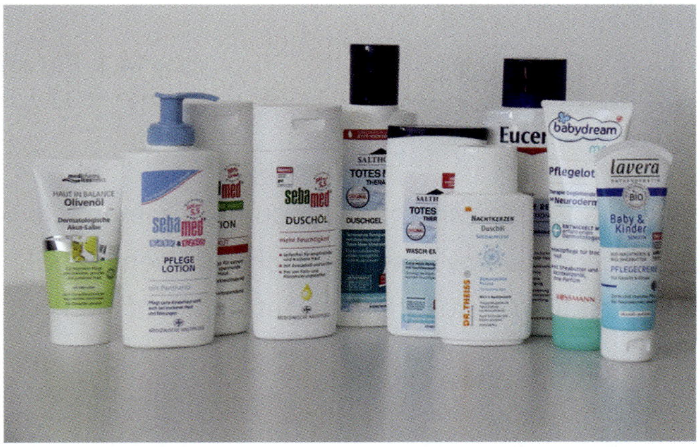

Abb. 14.2 Verschiedene Mittel zur Reinigung oder Pflege bei juckender und trockener Haut [L271]

Wichtige Dermatika sind:

- **Glukokortikoide**
- **Aknetherapeutika**
- **Antipsoriatika** und **Keratolytika**

14.1 Wie wirken Glukokortikoide?

Gegen Hauterkrankungen sind die wichtigsten Wirkstoffe **Glukokortikoide**. Glukokortikoide werden in der Regel lokal angewendet. Nur bei großen betroffenen Hautflächen und schweren Erkrankungen wird systemisch behandelt. Glukokortikoide helfen bei: *Ekzemen* (Juckflechte), *Psoriasis* (Schuppenflechte), *Urtikaria* (Nesselsucht) und chronisch-entzündlichen Autoimmunerkrankungen der Haut. Zum Thema Glukokortikoide siehe auch Kapitel 11.2

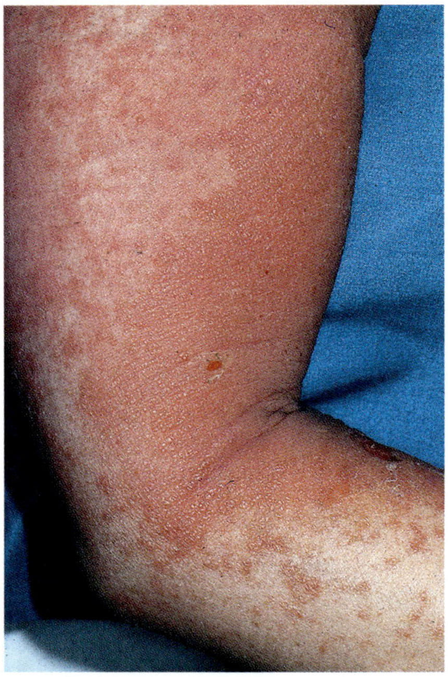

Abb. 14.3 Ein allergisches Kontaktekzem [T427]

Glukokortikoide wirken entzündungshemmend, juckreizstillend, immunsuppressiv und *antiproliferativ* (das Zellwachstum hemmend).
Beispiele für Glukokortikoide auf der Haut sind:

- Prednicarbat wie Dermatop®
- Prednisolon wie Prednisoloncreme LAW® und Linola HN®
- Triamcinolonacetonid wie Triamgalen®

Glukokortikoide können diese **Nebenwirkungen** haben:

- *Hautatrophie* (verdünnte Haut)
- Steroidakne
- Pigmentveränderungen

14.2 Wie wirken Aknetherapeutika?

Aknetherapeutika helfen bei Akne in leichter bis schwerer Form. Akne entsteht durch Folgendes: eine **Seborrhö** (vermehrte Produktion von Talg), durch eine *follikuläre* **Hyperkeratose** (Störung der Verhornung der Haarfollikel) und durch Propionibakterien. Diese Bakterien verursachen entzündliche Pusteln, Papeln und Knoten.

Aknetherapeutika verringern Seborrhö und follikuläre Hyperkeratose und bekämpfen die Propionibakterien.
Es gibt verschiedene Arten von Aknetherapeutika. Dazu gehören auch **Retinoide** und **Antibiotika.**
Beispiele für Aknetherapeutika sind:

- Azelainsäure wie Skinoren®
- Benzoylperoxid wie Benzaknen®

Beispiele für Retinoide sind:

- Adapalen wie das lokale Medikament Differin®
- Isotretinoin wie das systemische Medikament Aknenormin®

Beispiele für Antibiotika sind:

- Erythromycin wie das lokale Medikament Aknemycin®
- Minocylin wie das systemische Medikament Skid®

Aknetherapeutika können diese **Nebenwirkungen** haben:

- gereizte Haut und verstärkte Akne
- *Fotosensibilität* (Lichtempfindlichkeit)
- Fehlbildungen oder Schäden an **Embryos**
- trockene Haut und Schleimhäute

Vorsicht

Schwangere dürfen Retinoide und systemtische Aknetherapeutika wie Aknenormin® **nicht** einnehmen.
Retinoide dürfen auch nicht zusammen mit dem Antibiotikum **Tetrazyklin** eingenommen werden.

Praxistipp

Isotretinoin am besten beim Essen mit Wasser geben. Durch Alkohol und fettiges Essen werden mehr Wirkstoffe aufgenommen. Das verstärkt die Wirkung.

14.3 Wie wirken Antipsoriatika und Keratolytika?

Medikamente gegen *Psoriasis* (Schuppenflechte) heißen **Antipsoriatika.** Antipsoriatika reduzieren Entzündungen, bremsen das schnelle Wachstum der Hautzellen und verringern Juckreiz und Schuppenbildung.

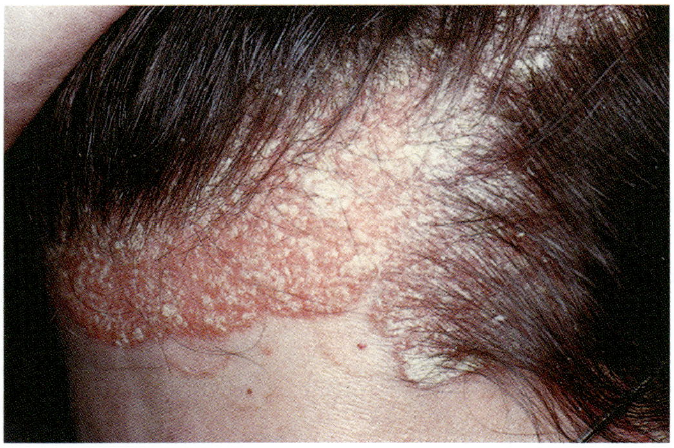

Abb. 14.4 Psoriasis an der Kopfhaut: dicke, rote Plaques mit klarem Rand und silbrigen Schuppen. [E438-002]

Beispiele für Medikamente gegen Psoriasis sind:

- Acitretin (Retinoid) wie in Neotigason®
- Dithranol
- Fumarsäureester wie Skilarence®
- monoklonale Antikörper wie in Adalimumab Humira®
- Retinoide

Keratolytika heißen Medikamente, die Hautschuppen und Hornhaut weich machen oder ablösen. Keratolytika helfen gegen **Warzen** und **Hornhaut.**
Beispiele für Keratolytika sind:

- Salicylsäure
- Harnstoff

Antipsoriatika und Keratolytika können diese **Nebenwirkungen** haben:

- gereizte Haut
- Lichtempfindlichkeit
- Fehlbildungen oder Schäden an Embryos (Retinoide und Steinkohlenteer)

Vorsicht

Schwangere dürfen keine Antipsoriatika und Keratolytika anwenden.

15 Übersicht zu Medikamenten, Wirkstoffen und Handelsnamen

In diesem Kapitel finden Sie viele Informationen zu Medikamenten, Wirkstoffen und Handelsnahmen. Die Informationen sind übersichtlich in Tabellen dargestellt. Jede Tabelle bezieht sich auf ein vorangegangenes Kapitel für tiefergehende Informationen. Auf das entsprechende Kapitel wird jeweils am Anfang der Tabelle verwiesen.

15.1 Medikamente gegen Schmerzen (Analgetika) – siehe auch Kapitel 6

Wirkstoff	Gruppe	Handelsname	Hauptwirkung	Häufige Nebenwirkung	Besonderheiten
Acetylsalicylsäure	nicht-opioide Analgetika	Aspirin®, Godamed®, Alka Seltzer®	schmerzstillend fiebersenkend entzündungshemmend	Sodbrennen Magengeschwüre	vor OPs mindestens 1 Woche keine Einnahme
Buprenorphin	starke und sehr starke Opioide	Temgesic®	sehr stark schmerzstillend	Übelkeit Erbrechen Blutdruck senkend Müdigkeit Verstopfung	nicht bei Asthma
Celecoxib	COX-II-Hemmer	Celebrex®	schmerzstillend entzündungshemmend	Kopfschmerzen Herz-Kreislauf-Beschwerden	
Codein	schwache Opioide	in Titretta®, in Gelonida®	stark schmerzstillend unterdrückt Reizhusten	Übelkeit Erbrechen Blutdruck senkend Müdigkeit Verstopfung	nur in Kombination mit nicht-opioidem Analgetika
Diclofenac	nicht-steroidale Antirheumatika (NSAR)	Voltaren®, Diclac®	entzündungshemmend schmerzstillend fiebersenkend	Schwindel Magen-Darm-Störungen	nicht in Schwangerschaft und Stillzeit
Fentanyl	starke und sehr starke Opioide	Actiq®, Durogesic®	sehr stark schmerzstillend	Übelkeit Erbrechen Blutdruck senkend Müdigkeit Verstopfung	nicht bei Asthma

15.1 Medikamente gegen Schmerzen (Analgetika) *(Fortsetzung)* **– siehe auch Kapitel 6**

Wirkstoff	Gruppe	Handelsname	Hauptwirkung	Häufige Nebenwirkung	Besonderheiten
Hydromorphon	starke und sehr starke Opioide	Palladon®	sehr stark schmerzstillend	Übelkeit Erbrechen Blutdruck senkend Müdigkeit Verstopfung	nicht bei Asthma
Ibuprofen	nicht-steroidale Antirheumatika (NSAR)	Aktren®, Dolormin®	entzündungshemmend schmerzstillend fiebersenkend	Schwindel Magen-Darm-Störungen	nicht in Schwangerschaft und Stillzeit
Indometacin	nicht-steroidale Antirheumatika (NSAR)	Indometacin Al®	entzündungshemmend schmerzstillend fiebersenkend	Schwindel Kopfschmerzen Magen-Darm-Störungen	nicht in Schwangerschaft und Stillzeit
Levomethadon	starke und sehr starke Opioide	L-Polamidon®	sehr stark schmerzstillend	Übelkeit Erbrechen Blutdruck senkend Müdigkeit Verstopfung	nicht bei Asthma
Metamizol	nicht-opioide Analgetika	Novalgin®, Analgin®, Novamin-sulfon®	schmerzstillend fiebersenkend gegen Kolikschmerzen	Blutdruckabfall	sehr seltene, aber schwerwiegende Blutbildveränderungen
Morphin	starke und sehr starke Opioide	MST 10–200®	sehr stark schmerzstillend	Übelkeit Erbrechen Blutdruck senkend Müdigkeit Verstopfung	nicht bei Asthma

15.1 Medikamente gegen Schmerzen (Analgetika) *(Fortsetzung)* **– siehe auch Kapitel 6**

Wirkstoff	Gruppe	Handelsname	Hauptwirkung	Häufige Nebenwirkung	Besonderheiten
Naproxen	nicht-steroidale Antirheumatika (NSAR)	Aleve®	entzündungshemmend schmerzstillend fiebersenkend	Schwindel Magen-Darm-Störungen	nicht in Schwangerschaft und Stillzeit
Oxycodon + Naloxon	starke und sehr starke Opioide	Targin®	sehr stark schmerzstillend	Übelkeit Erbrechen Blutdruck senkend Müdigkeit Verstopfung	nicht bei Asthma
Paracetamol	nicht-opioide Analgetika	ben-u-ron®	schmerzstillend fiebersenkend	Leberschäden	Die Dosierung muss exakt eingehalten werden, sonst besteht Vergiftungsgefahr.
Pethidin	schwache Opioide	Dolantin®	stark schmerzstillend	Übelkeit Erbrechen Blutdruck senkend Müdigkeit Verstopfung	10-mal schwächer als Morphin, aber wirkt schneller
Piritramid	starke und sehr starke Opioide	Dipidolor®	sehr stark schmerzstillend	Übelkeit Erbrechen Blutdruck senkend Müdigkeit Verstopfung	nicht bei Asthma
Piroxicam	nicht-steroidale Antirheu-matika (NSAR)	Piroxicam Hexal®	entzündungshemmend schmerzstillend fiebersenkend	Schwindel Kopfschmerzen Magen-Darm-Störungen	nicht in Schwangerschaft und Stillzeit

15.1 Medikamente gegen Schmerzen (Analgetika) *(Fortsetzung)* **– siehe auch Kapitel 6**

Wirkstoff	Gruppe	Handelsname	Hauptwirkung	Häufige Nebenwirkung	Besonderheiten
Tilidin	schwache Opioide	Valoron®N	stark schmerzstillend	Übelkeit Erbrechen Blutdruck senkend Müdigkeit Verstopfung	als Retardkapsel ohne BTM-Rezept
Tramadol	schwache Opioide	Tramal®	stark schmerzstillend	Übelkeit Erbrechen Blutdruck senkend Müdigkeit Verstopfung	

15.2 Medikamente für das Nervensystem – siehe auch Kapitel 7

Wirkstoff	Gruppe	Handelsname	Hauptwirkung	Häufige Nebenwirkung	Besonderheiten
Atenolol	direkte Sympatholytika (β-Blocker)	Tenormin®	blockieren die Rezeptoren des Sympathikus	verlangsamter Herzschlag Bronchospasmen Kopfschmerzen	nicht bei Asthma (bronchien-verengend)
Atropin	Parasympatholytika	Dysurgal®	verdrängen Acetylcholin vom Rezeptor heben die Wirkung des Acetylcholins auf	trockener Mund gerötete Haut Sehstörungen	Atropinvergiftung kann zu Halluzinationen führen
Bisoprolol	direkte Sympatholytika (β-Blocker)	Concor®	blockieren die Rezeptoren des Sympathikus	verlangsamter Herzschlag Bronchospasmen Kopfschmerzen	nicht bei Asthma (bronchien-verengend)
Butylscopo-lamin	Parasympatholytika	Buscopan®	verdrängen Acetylcholin vom Rezeptor heben die Wirkung des Acetylcholins auf	Miktionsbeschwerden	gegen Spasmen im Magen-Darm-Trakt
Clonidin	indirekte Sympatholytika	Cloni Stada®	verhindern Noradrenalin im Körper	Schwindel trockener Mund Kopfschmerzen	
Distigmin-bromid	indirekte Parasymphatomimetika	Ubretid®	hemmen Enzym Cholinesterase verstärken Acetylcholinwirkung	verstärkter Speichelfluss Durchfall Erbrechen	

15.2 Medikamente für das Nervensystem ***(Fortsetzung)*** **– siehe auch Kapitel 7**

Wirkstoff	Gruppe	Handelsname	Hauptwirkung	Häufige Nebenwirkung	Besonderheiten
Doxazosin	direkte Sympatholytika (α-Blocker)	Cardular® PP	blockieren die Rezeptoren des Sympathikus	Erbrechen Durchfall Schwindel	
Ephedrin	indirekte Sympathomimetika	in Wick Medi Nait®	erhöhen Noradrenalin an den Rezeptoren verstärken Sympathikuswirkung	Schlafstörungen Unruhe	verliert bei mehrmaliger Einnahme schnell die Wirkung
Epinephrin (= Adrenalin)	direkte Sympathomimetika	Suprarenin®	erhöhen Noradrenalin an den Rezeptoren verstärken Sympathikuswirkung	Schlafstörungen Unruhe	erste Wahl beim Herz-Kreislauf-Stillstand
Methyldopa	indirekte Sympatholytika	Dopegyt®	verhindern Noradrenalin im Körper	Schwindel trockener Mund Müdigkeit	in der Schwangerschaft gegen Bluthochdruck eingesetzt
Metoprolol	direkte Sympatholytika (β-Blocker)	Beloc®	blockieren die Rezeptoren des Sympathikus	verlangsamter Herzschlag Bronchospasmen Kopfschmerzen	nicht bei Asthma (bronchien-verengend)
Moxonidin	indirekte Sympatholytika	Moxobeta®	verhindern Noradrenalin im Körper	Schwindel trockener Mund Kopfschmerzen	

15.2 Medikamente für das Nervensystem *(Fortsetzung)* – siehe auch Kapitel 7

Wirkstoff	Gruppe	Handelsname	Hauptwirkung	Häufige Nebenwirkung	Besonderheiten
Neostigmin	indirekte Parasympathomimetika	Neostig-Carinopharm	hemmen Enzym Cholinesterase verstärken Acetylcholinwirkung	verstärkter Speichelfluss Durchfall Erbrechen	
Oxymeta-zolin	direkte Sympathomimetika (α-stimulierend)	Nasivin®	erregen α-Rezeptoren verengen Gefäße	trockene Nasenschleimhaut Herzklopfen	
Physo-stigmin	indirekte Parasympathomimetika	Anticholium®	hemmen Enzym Cholinesterase verstärken Acetylcholinwirkung	verstärkter Speichelfluss Durchfall Erbrechen	ZNS-gängig, wirkt dort bei Atropinvergiftung
Pilocarpin	direkte Parasympathomimetika	Salagen®, Pilomann®	besetzen und stimulieren Acetylcholin-Rezeptoren	verstärkter Speichelfluss Durchfall Erbrechen	Atropin schwächt Nebenwirkungen
Propanolol	direkte Sympatholytika (β-Blocker)	Obsidan®	blockieren die Rezeptoren des Sympathikus	verlangsamter Herzschlag Bronchospasmen Kopfschmerzen	nicht bei Asthma (bronchien-verengend)
Pseudo-ephedrin	indirekte Sympathomimetika	Reactine Duo®, Aspirin Complex®	erhöhen Noradrenalin an den Rezeptoren verstärken Sympathikuswirkung	Schlafstörungen Unruhe	verliert bei mehrmaliger Einnahme schnell die Wirkung

15.2 Medikamente für das Nervensystem *(Fortsetzung)* – siehe auch Kapitel 7

Wirkstoff	Gruppe	Handelsname	Hauptwirkung	Häufige Nebenwirkung	Besonderheiten
Pyrido-stigmin	indirekte Parasympathomimetika	Mestinon®	gehemmte Cholinesterase verstärkte Acetylcholinwirkung	verstärkter Speichelfluss Durchfall Erbrechen	
Salbutamol	direkte Sympathomimetika (β-stimulierend)	Sultanol®	erregen β-Rezeptoren erweitern Bronchien	schnellerer Herzschlag höherer Blutzucker	nur kurz wirksam bei Asthma (4 bis 6 Stunden)
Scopolamin	Parasympatholytika	Scopoderm® TTS	verdrängen Acetylcholin vom Rezeptor heben seine Wirkung auf	trockener Mund gerötete Haut	gegen Reiseübelkeit
Tropicamid	Parasympatholytika	Mydriatikum Stulln® Augentropfen	verdrängen Acetylcholin vom Rezeptor heben seine Wirkung auf	erhöhter Augeninnendruck erweiterte Pupillen	
Trospium	Parasympatholytika	Spasmex®	verdrängen Acetylcholin vom Rezeptor heben seine Wirkung auf	Mundtrockenheit Verdauungs-beschwerden	
Urapidil	direkte Sympatholytika (α-Blocker)	Ebrantil®	blockieren die Rezeptoren des Sympathikus	Erbrechen Durchfall Schwindel	

15.3 Medikamente für das Herz-Kreislauf-System – siehe auch Kapitel 8

Wirkstoff	Gruppe	Handelsname	Hauptwirkung	Häufige Nebenwirkung	Besonderheiten
Acetylsalicylsäure	Thrombozytenaggregationshemmer	ASS 100®	verhindern das Zusammenkleben von Blutplättchen	schnellere und längere Blutungen	
Adenosin	Antiarrythmika	Adrekar®	Herz schlägt wieder gleichmäßig	Magen-Darm-Störungen Schwindel	
Ajamalin	Antiarrythmika	Gilurytmal®	Herz schlägt wieder gleichmäßig	Magen-Darm-Störungen Schwindel	
Alteplase	Fibrinolytika	Actilyse®	lösen Blutgerinnsel auf	Blutungen Emboliegefahr	Notfallmedikament
Amiodaron	Antiarrythmika	Cordarex®	Herz schlägt wieder gleichmäßig	Magen-Darm-Störungen Schwindel	
Amlopidin	Kalziumantagonisten	Novarsc®	erweitern Blutgefäße in Armen, Beinen und Herz	Blutdruckabfall Verstopfung	
Apixaban	Antikoagulanzien (oral)	Eliquis®	hemmen die Wirkung von Thrombin und so die Gerinnung	Blutungen Magenschmerzen	weniger Wechselwirkungen als Vitamin-K-Antagonisten
Atenolol	Betablocker	Tenormin®	senken Puls und Blutdruck	zu niedriger Blutdruck und Puls	müssen eingeschlichen und ausgeschlichen werden

15.3 Medikamente für das Herz-Kreislauf-System *(Fortsetzung)* **– siehe auch Kapitel 8**

Wirkstoff	Gruppe	Handelsname	Hauptwirkung	Häufige Nebenwirkung	Besonderheiten
Bisoprolol	Betablocker	Concor®	senken Puls und Blutdruck	zu niedriger Blutdruck und Puls	müssen eingeschlichen und ausgeschlichen werden
Captopril	ACE-Hemmer	Captopril ABZ®	verhindern, dass sich der Blutdruck erhöht	Reizhusten niedriger Blutdruck	auf Kalium-Spiegel achten
Carvedilol	Betablocker	Dilatrend®	senken Puls und Blutdruck	zu niedriger Blutdruck und Puls	müssen eingeschlichen und ausgeschlichen werden
Certoparin	Antikoagulanzien	Mono-Embolex®	hemmen die Blutgerinnung	Haarausfall Allergien	
Clopidogrel	Thrombozytenaggregationshemmer	Plavix®	verhindern das Zusammenkleben von Blutplättchen	schnellere und längere Blutungen	
Dabigatran	Antikoagulanzien (oral)	Pradaxa®	hemmen die Wirkung von Thrombin und so die Gerinnung	Blutungen Magenschmerzen	weniger Wechselwirkungen als Vitamin-K-Antagonisten
Dalteparin	Antikoagulanzien	Fragmin® P	hemmen die Blutgerinnung	Haarausfall Allergien	
Digitoxin	Herzglykoside	Digitoxin AWD®	steigern die Herzkraft	Übelkeit Erbrechen Halluzinationen	nicht gleichzeitig mit Kalzium verabreichen

15.3 Medikamente für das Herz-Kreislauf-System *(Fortsetzung)* – siehe auch Kapitel 8

Wirkstoff	Gruppe	Handelsname	Hauptwirkung	Häufige Nebenwirkung	Besonderheiten
Digoxin	Herzglykoside	Lanicor®	steigern die Herzkraft	Übelkeit Erbrechen Halluzinationen	nicht gleichzeitig mit Kalzium verabreichen
Dilitiazem	Kalziumantagonisten	Dilzem®	erweitern Blutgefäße in Armen, Beinen und Herz	Blutdruckabfall Verstopfung	
Enalapril	ACE-Hemmer	Xanef®	verhindern, dass sich der Blutdruck erhöht	Reizhusten niedriger Blutdruck	auf Kalium-Spiegel achten
Enoxaparin	Antikoagulanzien	Clexane®	hemmen die Blutgerinnung	Haarausfall Allergien	
Eplerenon	Diuretika	Inspra®	lassen Körper mehr Urin ausscheiden	Elektrolytstörungen niedriger Blutdruck	
Flecainid	Antiarrythmika	Tambocor®	Herz schlägt wieder gleichmäßig	Magen-Darm-Störungen Schwindel	
Fosinopril	ACE-Hemmer	Fosinorm®	verhindern, dass sich der Blutdruck erhöht	Reizhusten niedriger Blutdruck	auf Kalium-Spiegel achten
Fuorsemid	Diuretika	Lasix®	lassen Körper mehr Urin ausscheiden	Elektrolytmangel niedriger Blutdruck	
Glyceroltri-nitrat	Organonitrate	Nitrolingual®	erweitern die Blutgefäße entlasten Herz	besonderer Kopfschmerz erhöhter Puls	12 Stunden Nitrat-Pause täglich

15.3 Medikamente für das Herz-Kreislauf-System *(Fortsetzung)* **– siehe auch Kapitel 8**

Wirkstoff	Gruppe	Handelsname	Hauptwirkung	Häufige Nebenwirkung	Besonderheiten
Heparin	Antikoagulanzien	Heparin-Natrium Braun®	hemmen die Blutgerinnung	Haarausfall Allergien	
Hydrochlorothiazid	Diuretika	HCT Beta®	lassen Körper mehr Urin ausscheiden	Elektrolytmangel niedriger Blutdruck	
Isosorbiddinitrat	Organonitrate	ISDN®, Isoket®	erweitern die Blutgefäße entlasten Herz	besonderer Kopfschmerz erhöhter Puls	12 Stunden Nitrat-Pause täglich
Isosorbid-5-mononitrat	Organonitrate	ISMN®, Ismo®	erweitern die Blutgefäße entlasten Herz	besonderer Kopfschmerz erhöhter Puls	12 Stunden Nitrat-Pause täglich
Lisinopril	ACE-Hemmer	Aleve®, Lisi Lich®	verhindern, dass sich der Blutdruck erhöht	Reizhusten niedriger Blutdruck	auf Kalium-Spiegel achten
Losartan	Sartane	Lorzaar®	verhindern, dass sich der Blutdruck erhöht	Reizhusten niedriger Blutdruck	auf Kalium-Spiegel achten
Metoprolol	Betablocker	Beloc-ZOK®	senken Puls und Blutdruck	zu niedriger Blutdruck und Puls	müssen eingeschlichen und ausgeschlichen werden
Nebivolol	Betablocker	Nebilet®	senken Puls und Blutdruck	zu niedriger Blutdruck und Puls	müssen eingeschlichen und ausgeschlichen werden

15.3 Medikamente für das Herz-Kreislauf-System *(Fortsetzung)* – siehe auch Kapitel 8

Wirkstoff	Gruppe	Handelsname	Hauptwirkung	Häufige Nebenwirkung	Besonderheiten
Nifedipin	Kalziumantagonisten	Nifedipin ratiopharm®	erweitern Blutgefäße in Armen Beinen und Herz	Blutdruckabfall Verstopfung	
Phenprocoumon	Antikoagulanzien (oral)	Falithrom®, Marcumar®	blockieren die Wirkung von Vitamin K	Blutungen Magenschmerzen	viele Wechselwirkungen mit anderen Medikamenten
Propafenon	Antiarrythmika	Rytmonorm®	Herz schlägt wieder gleichmäßig	Magen-Darm-Störungen Schwindel	
Ramipril	ACE-Hemmer	Delix®	verhindern, dass sich der Blutdruck erhöht	Reizhusten niedriger Blutdruck	auf Kalium-Spiegel achten
Rivaroxoban	Antikoagulanzien (oral)	Xarelto®	hemmen die Wirkung von Thrombin und so die Gerinnung	Blutungen Magenschmerzen	weniger Wechselwirkungen als Vitamin-K-Antagonisten
Sotalol	Antiarrythmika	Sotalex®	Herz schlägt wieder gleichmäßig	Magen-Darm-Störungen Schwindel	
Spironolacton	Diuretika	Aldactone®	lassen Körper mehr Urin ausscheiden	Elektrolytstörungen niedriger Blutdruck	auf Kalium-Spiegel achten
Tenecteplase	Fibrinolytika	Metalyse®	lösen Blutgerinnsel auf	Blutungen Emboliegefahr	Notfallmedikament
Ticlopidin	Thrombozytenaggregationshemmer	Tiklid®	verhindern das Zusammenkleben von Blutplättchen	schnellere und längere Blutungen	

15.3 Medikamente für das Herz-Kreislauf-System *(Fortsetzung)* – siehe auch Kapitel 8

Wirkstoff	Gruppe	Handelsname	Hauptwirkung	Häufige Nebenwirkung	Besonderheiten
Torasemid	Diuretika	Torem®	lassen Körper mehr Urin ausscheiden	Elektrolytmangel niedriger Blutdruck	
Urokinase	Fibrinolytika	Syner-Kinase®	lösen Blutgerinnsel auf	Blutungen Emboliegefahr	Notfallmedikament
Valsartan	Sartane	Diovan®	verhindern, dass sich der Blutdruck erhöht	Reizhusten niedriger Blutdruck	auf Kalium-Spiegel achten
Verapamil	Kalziumantagonisten	Isoptin®	erweitern Blutgefäße in Armen, Beinen und Herz	Blutdruckabfall Verstopfung	
Warfarin	Antikoagulanzien (oral)	Coumadin®	blockieren die Wirkung von Vitamin K	Blutungen Magenschmerzen	viele Wechselwirkungen mit anderen Medikamenten

15.4 Medikamente für den Respirationstrakt – siehe auch Kapitel 9

Wirkstoff	Gruppe	Handelsname	Hauptwirkung	Häufige Nebenwirkung	Besonderheiten
Acetylcystein	Expektoranzien	Fluimucil®	helfen, Schleim abzuhusten	leichte Magen-Darm-Störungen	
Ambroxol	Expektoranzien	Mucosolvan®	helfen, Schleim abzuhusten	leichte Magen-Darm-Störungen	
ätherische Öle	Expektoranzien	Soledum® Kapseln	helfen, Schleim abzuhusten	leichte Magen-Darm-Störungen	
Bambuterol	Broncholytika (β_2-Sympathomimetika)	Bambec®	lösen Spasmen in den Bronchien	erhöhte Herzfrequenz erhöhter Blutdruck	
Beclometason	Antiphlogistika (Glukokortikoide)	Sanasthmax®	entzündungshemmend abschwellend	Heiserkeit geschwächte Infektabwehr bei längerer Anwendung	
Bromhexin	Expektoranzien	Bisolvon®	helfen, Schleim abzuhusten	leichte Magen-Darm-Störungen	
Budesonid	Antiphlogistika (Glukokortikoide)	Novopulmon®	entzündungshemmend abschwellend	Heiserkeit geschwächte Infektabwehr bei längerer Anwendung	
Ciclesonid	Antiphlogistika (Glukokortikoide)	Alvesco®	entzündungshemmend abschwellend	Heiserkeit geschwächte Infektabwehr bei längerer Anwendung	

15.4 Medikamente für den Respirationstrakt *(Fortsetzung)* – siehe auch Kapitel 9

Wirkstoff	Gruppe	Handelsname	Hauptwirkung	Häufige Nebenwirkung	Besonderheiten
Clenbuterol	Broncholytika (β_2-Sympathomimetika)	Spiropent®	lösen Spasmen in den Bronchien	erhöhte Herzfrequenz erhöhter Blutdruck	
Codein	Antitussiva	Tyrasol®	stoppt Husten	Müdigkeit eingeschränkte Reaktionen	
Dihydro-codein	Antitussiva	Paracodin®	stoppt Husten	Müdigkeit eingeschränkte Reaktionen	
Dropropizin	Antitussiva	Larylin®	stoppt Husten	Müdigkeit eingeschränkte Reaktionen	
Fenoterol	Broncholytika (β_2-Sympathomimetika)	Berotec®	lösen Spasmen in den Bronchien	erhöhte Herzfrequenz erhöhter Blutdruck	
Fluticason	Antiphlogistika (Glukokortikoide)	Flutide®	entzündungshemmend abschwellend	Heiserkeit geschwächte Infektabwehr bei längerer Anwendung	
Formoterol	Broncholytika (β_2-Sympathomimetika)	Foradil®	lösen Spasmen in den Bronchien	erhöhte Herzfrequenz erhöhter Blutdruck	
Indacaterol	Broncholytika (β_2-Sympathomimetika)	Onbrez®	lösen Spasmen in den Bronchien	erhöhte Herzfrequenz erhöhter Blutdruck	

15.4 Medikamente für den Respirationstrakt ***(Fortsetzung)*** **– siehe auch Kapitel 9**

Wirkstoff	Gruppe	Handelsname	Hauptwirkung	Häufige Nebenwirkung	Besonderheiten
Ipratropium	Broncholytika (Parasympatholytika)	Atrovent®	erweitern die Bronchien	trockener Mund erhöhte Herzfrequenz	
Mometason	Antiphlogistika (Glukokortikoide)	Asmanex®	entzündungshemmend abschwellend	Heiserkeit geschwächte Infektabwehr bei längerer Anwendung	
Montekulast	Antiphlogistika (Anti-Leukotriene)	Singulair®	hemmen Leukotriene	Kopfschmerzen Durchfall	bevorzugte Therapie gegen Asthma bei Kindern
Noscapin	Antitussiva	Capval®	stoppt Husten	Müdigkeit eingeschränkte Reaktionen	
Pentoxyverin	Antitussiva	Silomat®, Sedotussin®	stoppt Husten	Müdigkeit eingeschränkte Reaktionen	
Salbutamol	Sympathomimetika	Sultanol®	entspannt Bronchienmuskeln	Tachykardie	
saponin-haltige Drogen	Expektoranzien	Prospan®	helfen, Schleim abzuhusten	leichte Magen-Darm-Störungen	

15.4 Medikamente für den Respirationstrakt ***(Fortsetzung)*** **– siehe auch Kapitel 9**

Wirkstoff	Gruppe	Handelsname	Hauptwirkung	Häufige Nebenwirkung	Besonderheiten
Theophyllin	Broncholytika	Bronchoretard®	entspannt Bronchienmuskeln schleimlösend	Unruhe Schlafstörungen Übelkeit Erbrechen	
Tiotropium	Broncholytika (Parasympatholytika)	Spiriva®	erweitern die Bronchien	trockener Mund Tachykardie	

15.5 Medikamente für den Magen-Darm-Trakt – siehe auch Kapitel 10

Wirkstoff	Gruppe	Handelsname	Hauptwirkung	Häufige Nebenwirkung	Besonderheiten
Aluminiumoxid, Magnesiumhydroxid	Stomachika (Antazida)	Maaloxan®	binden Magensäure		1 bis 2 Stunden nach einer Mahlzeit
Aluminium-Magnesium-Silikathydrat	Stomachika (Antazida)	Simagel®	binden Magensäure		1 bis 2 Stunden nach einer Mahlzeit
Aluminium-Magnesium-Hydroxid-Karbonathydrat	Stomachika (Antazida)	Talcid®	binden Magensäure		1 bis 2 Stunden nach einer Mahlzeit
Anthrachinoine	Laxanzien (Hydragoga)	Agiolax®	verflüssigen den Stuhl	Schmerzen im Bauchraum Übelkeit	Gewöhnung bei häufiger Einnahme
Biscacodyl	Laxanzien (Hydragoga)	Dulcolax®	verflüssigen den Stuhl	Schmerzen im Bauchraum Übelkeit	Gewöhnung bei häufiger Einnahme
Butylscopolamin	Karminativa (Spasmolytika)	Buscopan	lösen Krämpfe helfen bei Blähungen und Entzündungen		
Cimetidin	Stomachika (H_2-Blocker)	H_2-Blocker ratiopharm®	blockieren H_2-Rezeptoren in der Magenschleimhaut	Übelkeit Kopfschmerzen	für Kinder, Schwangere und Stillende ungeeignet
Dimenhydrinat	Antiemetika (H_1-Antihistaminika)	Vomex®	unterdrücken Brechreiz im Gehirn	Müdigkeit	

15.5 Medikamente für den Magen-Darm-Trakt *(Fortsetzung)* **– siehe auch Kapitel 10**

Wirkstoff	Gruppe	Handelsname	Hauptwirkung	Häufige Nebenwirkung	Besonderheiten
Diphenhydramin	Antiemetika (H1-Antihistaminika)	Emesan®	unterdrücken Brechreiz im Gehirn	Müdigkeit	
Domperidon	Prokinetika	Motilium®	erhöhen die Magen-Darm-Tätigkeit	Kopfschmerzen Müdigkeit	
Elektrolyt-Glucose-Mischung	Antidiarrhoika	Elotrans®, Oralpädon®	versorgen Körper mit Flüssigkeit und Elektrolyten		
Esomeprazol	Protonenpumpenhemmer	Nexium®	Magen bildet weniger Säure	Schwindel	nüchtern 30 bis 60 min vor dem Essen
Famotidin	Stomachika (H2-Blocker)	Pepdul®	blockieren H2-Rezeptoren in der Magenschleimhaut	Übelkeit Kopfschmerzen	für Kinder, Schwangere und Stillende ungeeignet
Flohsamenschalen	Laxanzien (Quellstoffe)	Mucofalk®	vermehren den Darminhalt regen Peristaltik an	Darmverschluss	mit viel Flüssigkeit einnehmen
Granisetron	Antiemetika (Serotonin-antagonisten)	Kevatril®	hemmen Serotoninrezeptoren im Brechzentrum	Verstopfung Kopfschmerzen	
Kalziumkarbonat, Magnesiumkarbonat	Stomachika (Antazida)	Rennie®	binden Magensäure		1 bis 2 Stunden nach einer Mahlzeit

15.5 Medikamente für den Magen-Darm-Trakt *(Fortsetzung)* – siehe auch Kapitel 10

Wirkstoff	Gruppe	Handelsname	Hauptwirkung	Häufige Nebenwirkung	Besonderheiten
Lactulose	Laxanzien (osmotisch)	Bifiteral®	binden Wasser machen Stuhl weicher	Blähungen	
Lansoprazol	Protonenpumpenhemmer	Agopton®	Magen bildet weniger Säure	Schwindel	nüchtern 30 bis 60 min vor dem Essen
Loperamid	Antidiarrhoika	Imodium®	machen den Darm langsamer	Kopfschmerzen Müdigkeit Schwindel	
Macrogol	Laxanzien (osmotisch)	Laxofalk®, Movicol®	binden Wasser machen Stuhl weicher	Blähungen	
Magnesium- und Natriumsulfat	Laxanzien (osmotisch)	Bittersalz, Glaubersalz	binden Wasser machen Stuhl weicher	Blähungen	
Metoclopramid	Prokinetika	Paspertin®	erhöhen die Magen-Darm-Tätigkeit	Kopfschmerzen Müdigkeit	
Misoprostol	Stomachika (Schleimhautprotektiva)	Misoone® in Arthotec®	stärken Eigenschutz der Magenschleimhaut	Durchfall Bauchschmerzen	
Natriumpicosulfat	Laxanzien (Hydragoga)	Laxoberal®	verflüssigen den Stuhl	Schmerzen im Bauchraum Übelkeit	Gewöhnung bei häufiger Einnahme
Omeprazol	Protonenpumpenhemmer	Antra®	Magen bildet weniger Säure	Schwindel	nüchtern 30 bis 60 min vor dem Essen

15.5 Medikamente für den Magen-Darm-Trakt *(Fortsetzung)* **– siehe auch Kapitel 10**

Wirkstoff	Gruppe	Handelsname	Hauptwirkung	Häufige Nebenwirkung	Besonderheiten
Ondansetron	Antiemetika (Serotoninantagonisten)	Zofran®	hemmen Serotoninrezeptoren im Brechzentrum	Verstopfung Kopfschmerzen	
Opiumtinktur	Antidiarrhoika	Dropizol®	machen den Darm langsamer	Müdigkeit Schwindel Übelkeit Verstopfung	
Pantoprazol	Protonenpumpenhemmer	Pantozol®, Rifun®	Magen bildet weniger Säure	Schwindel	nüchtern 30 bis 60 min vor dem Essen
Rabeprazol	Protonenpumpenhemmer	Pariet®	Magen bildet weniger Säure	Schwindel	nüchtern 30 bis 60 min vor dem Essen
Racecadotril	Antidiarrhoika	Vaprino®	machen den Darm langsamer	Kopfschmerzen Müdigkeit Schwindel	
Rizinusöl	Laxanzien (Hydragoga)	Abtei® Abführkapseln	verflüssigen den Stuhl	Schmerzen im Bauchraum Übelkeit	Gewöhnung bei häufiger Einnahme
Simeticon	Antidiarrhoika	Lefax®, Sab simplex®	entschäumend lösen Blähungen auf		
Sucralfat	Stomachika (Schleimhautprotektiva)	Sucrabest®	stärken Eigenschutz der Magenschleimhaut	Durchfall Bauchschmerzen	

15.6 Medikamente für Stoffwechsel und Hormonsystem – siehe auch Kapitel 11

Wirkstoff	Gruppe	Handelsname	Hauptwirkung	Häufige Nebenwirkung	Besonderheiten
Arcabose	Antidiabetika (oral)	Glucobay®	senken Blutzuckerspiegel verzögern Glukose-aufnahme im Darm	Magen-Darm-Beschwerden	
Beclometason	Glukokortikoide (inhaliert, nasal)	Sanasthmax®	antientzündlich antiallergisch	Pilzbefall der Mundhöhle	
Betamethason-valerat	Lokale Glukokortikoide (Haut)	Betnesol®	entzündungshemmend juckreizstillend	dünnere Haut Streifen Steroidakne	
Biguanide (Metformin)	Antidiabetika (oral)	Glucophage®	senken Blutzuckerspiegel verbessern Glukosestoffwechsel	Durchfall Blähungen	Übersäuerung des Blutes mit Laktat bei bestimmten Erkrankungen und Überdosierung möglich
Budesonid	Glukokortikoide (inhaliert, nasal)	Novopulmon®	antientzündlich antiallergisch	Pilzbefall der Mundhöhle	
Carbimazol	Thyreostatika	Carbimazol Henning®	verlangsamen die Schilddrüse	Hautausschlag	
Dapagliflozin	Antidiabetika (oral)	Forxiga®	senken Blutzuckerspiegel beschleunigt Glukoseausscheidung	Harnwegsinfekte	

15.6 Medikamente für Stoffwechsel und Hormonsystem *(Fortsetzung)* – siehe auch Kapitel 11

Wirkstoff	Gruppe	Handelsname	Hauptwirkung	Häufige Nebenwirkung	Besonderheiten
Dexamethason	systemische Glukokortikoide	Fortecortin®	dämpfen das Immunsystem wirken gegen Entzündungen	Ödeme Bluthochdruck Muskelschwäche	Einnahme immer morgens
Exenatide	Antidiabetika (oral)	Byetta®	senken Blutzuckerspiegel verbessern Insulinausschüttung	Übelkeit Erbrechen	
Flunisolid	Glukokortikoide (inhaliert, nasal)	Syntaris®	antientzündlich antiallergisch	Pilzbefall der Mundhöhle	
Fluticason	Glukokortikoide (inhaliert, nasal)	Flutide®	antientzündlich antiallergisch	Pilzbefall der Mundhöhle	
Hydrocortison	systemische Glukokortikoide	Hydrocortison Hoechst®	ersetzen fehlendes körpereigenes Hormon	Ödeme Bluthochdruck Muskelschwäche	Einnahme immer morgens
Insulin	kurz wirksame Insuline	Actrapid®, Huminsulin® Normal, Insuman® rapid	senken Blutzuckerspiegel	Gewichtszunahme Unterzuckerung	
Insulin	Mischinsuline	Actrapane	senken Blutzuckerspiegel	Gewichtszunahme Unterzuckerung	

15.6 Medikamente für Stoffwechsel und Hormonsystem *(Fortsetzung)* – siehe auch Kapitel 11

Wirkstoff	Gruppe	Handelsname	Hauptwirkung	Häufige Nebenwirkung	Besonderheiten
Insulin	verzögernde Insuline	Insuman® Basal, Huminsulin® Basal (NPH), Protaphane®	senken den Blutzuckerspiegel	Gewichtszunahme Unterzuckerung	
Jodid	Schilddrüsen-therapeutika	Jodetten®, Jodinat®, Jodid-ratiopharm®	ermöglicht dem Körper, Schilddrüsenhormone zu bilden	Übelkeit	
Jodid + L-Thyroxin	Schilddrüsen-therapeutika	Jodthyrox®, Eferox Jod® N, Thyronajod®	ermöglicht dem Körper, Schilddrüsenhormone zu bilden gleichen Hormonmangel aus	Übelkeit schneller Herzschlag Unruhe	morgens nüchtern einnehmen
Levothyroxin (L-Thyroxin)	Schilddrüsen-hormone	Eferox®, Euthyrox®	gleichen Hormonmangel aus	schnellerer Herzschlag Unruhe	morgens nüchtern ohne andere Medikamente
Methyl-prednisolon	systemische Glukokortikoide	Urbason®	dämpfen das Immunsystem wirken gegen Entzündungen	Ödeme Bluthochdruck Muskelschwäche	Einnahme morgens

15.6 Medikamente für Stoffwechsel und Hormonsystem *(Fortsetzung)* **– siehe auch Kapitel 11**

Wirkstoff	Gruppe	Handelsname	Hauptwirkung	Häufige Nebenwirkung	Besonderheiten
Mometason	Glukokortikoide (inhaliert, nasal)	Nasonex®	antientzündlich antiallergisch	Pilzbefall der Mundhöhle	
Perchlorat	Thyreostatika	Irenat®	verlangsamen die Schilddrüse	Hautausschlag	
Prednicarbat	Glukokortikoide (Haut)	Dermatop®	entzündungs-hemmend juckreizstillend	dünnere Haut Streifen Steroidakne	
Prednisolon	systemische Glukokortikoide	Predni H Tablinen®, Prednisolut®	dämpfen das Immunsystem wirken gegen Entzündungen	Ödeme Bluthochdruck Muskelschwäche	Einnahme morgens
Prednison	systemische Glukokortikoide	Lodotra®, Rectodelt®	dämpfen das Immunsystem wirken gegen Entzündungen	Ödeme Bluthochdruck Muskelschwäche	Einnahme morgens
Propylthiouracil	Thyreostatika	Propycil®	verlangsamen die Schilddrüse	Hautausschlag	
Sulfonylharn-stoffe	Antidiabetika (oral)	Glib ratio S®, Glimepirid®	senken Blutzuckerspiegel verstärken Insulinausschüttung	Gefahr der Unterzuckerung	

15.6 Medikamente für Stoffwechsel und Hormonsystem ***(Fortsetzung)*** **– siehe auch Kapitel 11**

Wirkstoff	Gruppe	Handelsname	Hauptwirkung	Häufige Nebenwirkung	Besonderheiten
Thiamazol/ Methimazol	Thyreostatika	Methizol®	verlangsamen die Schilddrüse	Hautausschlag	
Triamcinolon	systemische Glukokortikoide	Volon®	dämpfen das Immunsystem wirken gegen Entzündungen	Ödeme Bluthochdruck Muskelschwäche	Einnahme morgens
Triamcinolon-acetonid	Lokale Glukokortikoide (Haut)	Triamgalen®	entzündungs-hemmend juckreizstillend	dünnere Haut Streifen Steroidakne	
Trijodidthyronin	Schilddrüsen-hormone	Thybon®	gleichen Hormonmangel aus	schnellerer Herzschlag Unruhe	morgens nüchtern ohne andere Medikamente

15.7 Medikamente gegen Infektionen – siehe auch Kapitel 12

Wirkstoff	Gruppe	Handelsname	Hauptwirkung	Häufige Nebenwirkung	Besonderheiten
Aciclovir	Virostatika	Zovirax®	verhindern Vermehrung von Viren	Schwindel	
Amoxicillin	Antibiotika	Amoxicillin AL®, Infectomox®	hemmen oder töten Bakterien	Allergien Magen-Darm-Beschwerden	zu oder nach dem Essen
Bifonazol	Antimykotika	Bifon®	wirken gegen Pilze	Rötungen Juckreiz	
Cefuroxim	Antibiotika	Cefurax®	hemmen oder töten Bakterien	Allergien Magen-Darm-Beschwerden	zu oder nach dem Essen
Clarythromycin	Antibiotika	Klacid®	hemmen oder töten Bakterien	Allergien	unabhängig vom Essen
Clotrimazol	Antimykotika	Canesten®	wirken gegen Pilze	Rötungen Juckreiz	
Doxycylin	Antibiotika	Doxycyclin ratiopharm®	hemmen oder töten Bakterien	Allergien Magen-Darm-Beschwerden Lichtempfindlichkeit	zu oder nach dem Essen, nicht zusammen mit Milch
Fluconazol	Antimykotika	Diflucan®	wirken gegen Pilze	Fieber Erbrechen Durchfall	

15.7 Medikamente gegen Infektionen *(Fortsetzung)* – siehe auch Kapitel 12

Wirkstoff	Gruppe	Handelsname	Hauptwirkung	Häufige Nebenwirkung	Besonderheiten
Itraconazol	Antimykotika	Sempera®	wirken gegen Pilze	Fieber Erbrechen Durchfall	
Ketoconazol	Antimykotika	Nizoral®	wirken gegen Pilze	Rötungen Juckreiz	
Levofloxacin	Antibiotika	Tavanic®	hemmen oder töten Bakterien	Allergien Lichtempfindlichkeit	nicht mit Milch
Minocyclin	Antibiotika	Skid®	hemmen oder töten Bakterien	Allergien Magen-Darm-Beschwerden Lichtempfindlichkeit	nicht mit Milch
Moxifloxacin	Antibiotika	Avalox®	hemmen oder töten Bakterien	Allergien Lichtempfindlichkeit	nicht mit Milch
Norfloxacin	Antibiotika	Norflohexal®	hemmen oder töten Bakterien	Allergien Lichtempfindlichkeit	nicht mit Milch
Ofloxacin	Antibiotika	Oflox Basics®	hemmen oder töten Bakterien	Allergien Lichtempfindlichkeit	nicht mit Milch
Oseltamivir	Virostatika	Tamiflu®	verhindern Vermehrung von Viren	Fieber Erbrechen Durchfall	

15.7 Medikamente gegen Infektionen *(Fortsetzung)* – siehe auch Kapitel 12

Wirkstoff	Gruppe	Handelsname	Hauptwirkung	Häufige Nebenwirkung	Besonderheiten
Penicillin V	Antibiotika	Infectocillin®	hemmen oder töten Bakterien	Allergien	nüchtern einnehmen
Roxythromycin	Antibiotika	Roxihexal®	hemmen oder töten Bakterien	Allergien	nüchtern einnehmen
Terbinafin	Antimykotika	Terbiderm®	wirken gegen Pilze	Allergien Übelkeit Durchfall	
Zidovudin	Virostatika	Retrovir®	verhindern Vermehrung von Viren	Muskelschmerzen Schlafstörungen Blutarmut	

15.8 Medikamente für den Urogenitaltrakt – siehe auch Kapitel 13

Wirkstoff	Gruppe	Handelsname	Hauptwirkung	Häufige Nebenwirkung	Besonderheiten
Distigmin-bromid	Parasympathomimetika	Ubretid®	helfen bei Stressinkontinenz	trockener Mund Sehstörungen	
Duloxetin	Inkontinenzmittel	Yentreve®	helfen bei Stress-inkontinenz (Frauen)	trockener Mund Sehstörungen	
Eplerenon	Diuretika	Inspra®	lassen den Körper mehr Urin ausscheiden	niedriger Blutdruck gestörter Elektrolythaushalt	
Furosemid	Diuretika	Lasix®	lassen den Körper mehr Urin ausscheiden	niedriger Blutdruck gestörter Elektrolythaushalt	
Hydrochloro-thiazid	Diuretika	HCT Beta®	lassen den Körper mehr Urin ausscheiden	niedriger Blutdruck gestörter Elektrolythaushalt	
Oxybutynin	Spasmolytika	Oxybutynin Stada®	helfen bei Dranginkontinenz	verschwommen Sehen Verstopfung Übelkeit	
Propiverin	Spasmolytika	Mictonorm®	helfen bei Dranginkontinenz	verschwommen Sehen Verstopfung Übelkeit	
Solifenacin	Parasympatholytika	Vesikur®	helfen bei Dranginkontinenz	verschwommen Sehen Verstopfung Übelkeit	

15.8 Medikamente für den Urogenitaltrakt ***(Fortsetzung)*** **– siehe auch Kapitel 13**

Wirkstoff	Gruppe	Handelsname	Hauptwirkung	Häufige Nebenwirkung	Besonderheiten
Spironolacton	Diuretika	Aldactone®	lassen den Körper mehr Urin ausscheiden	niedriger Blutdruck gestörter Elektrolythaushalt	
Tolderodin	Parasympatholytika	Detrusitol®	helfen bei Dranginkontinenz	verschwommen Sehen Verstopfung Übelkeit	
Torasemid	Diuretika	Torasemid AL®	lassen den Körper mehr Urin ausscheiden	niedriger Blutdruck gestörter Elektrolythaushalt	
Trospiumchlorid	Parasympatholytika	Spasmex®	helfen bei Dranginkontinenz	verschwommen Sehen Verstopfung Übelkeit	

15.9 Medikamente für die Haut – siehe auch Kapitel 14

Wirkstoff	Gruppe	Handelsname	Hauptwirkung	Häufige Nebenwirkung	Besonderheiten
Acitretin	Antipsoriatika	Neotigason®	gegen Schuppenflechte	gereizte Haut Lichtempfindlichkeit Fehlbildungen bei Embryos	
Adapalen	Retinoide	Differin®	gegen Schuppenflechte	gereizte Haut Lichtempfindlichkeit Fehlbildungen bei Embryos	nicht für Schwangere
Azelainsäure	Aknetherapeutika	Skinoren®	verringern Seborrhö zellwachstumsregulierend gegen Bakterien	gereizte Haut Lichtempfindlichkeit Fehlbildungen bei Embryos	nicht für Schwangere
Benzoylperoxid	Aknetherapeutika	Benzakren®	verringern Seborrhö zellwachstumsregulierend gegen Bakterien	gereizte Haut Lichtempfindlichkeit Fehlbildungen bei Embryos	nicht für Schwangere
Dithranol	Antipsoriatika		gegen Schuppenflechte	Hautrötung Brennen	nicht für Schwangere
Erythromycin	Antibiotika	Aknemycin®	gegen Bakterien, die Entzündung auslösen	gereizte Haut Lichtempfindlichkeit Fehlbildungen bei Embryos	

15.9 Medikamente für die Haut *(Fortsetzung)* **– siehe auch Kapitel 14**

Wirkstoff	Gruppe	Handelsname	Hauptwirkung	Häufige Nebenwirkung	Besonderheiten
Fumarsäureester	Antipsoriatika	Skilarence®	gegen Schuppenflechte	gereizte Haut Lichtempfindlichkeit Fehlbildungen bei Embryos	nicht für Schwangere
Isotretinoin	Retinoide	Aknenormin®	gegen Akne und Schuppenflechte	gereizte Haut Lichtempfindlichkeit Fehlbildungen bei Embryos	nicht für Schwangere
Minocylin	Antibiotika	Skid®	gegen Akne	Magen-Darm-Beschwerden Schwindel Müdigkeit Lichtempfindlichkeit	nicht für Schwangere
Monoklonaler Antikörper	Antipsoriatika	Adalimumab Humira®	gegen Schuppenflechte	gereizte Haut Lichtempfindlichkeit Fehlbildungen bei Embryos	nicht für Schwangere
Prednicarbat	Glukokortikoide	Dermatop®	entzündungshemmend juckreizstillend immunsuppresiv antiproliferativ	dünnere Haut Steroidakne veränderte Pigmente	

15.9 Medikamente für die Haut *(Fortsetzung)* **– siehe auch Kapitel 14**

Wirkstoff	Gruppe	Handelsname	Hauptwirkung	Häufige Nebenwirkung	Besonderheiten
Prednisolon	Glukokortikoide	Prednisolon-creme LAW®	entzündungshemmend juckreizstillend immunsuppresiv antiproliferativ	dünnere Haut Steroidakne veränderte Pigmente	
Triamcinolon-acetonid	Glukokortikoide	Triamgalen®	entzündungshemmend juckreizstillend immunsuppresiv antiproliferativ	dünnere Haut Steroidakne veränderte Pigmente	

16 Abkürzungen und Fachwörter

Hier finden Sie Erklärungen für wichtige Abkürzungen und Fachwörter aus diesem Buch. Beide Listen sind nach dem Alphabet geordnet.

Abkürzungen

Abkürzung	Bedeutung	Erklärung
Abb.	Abbildung	
AMG	**A**rznei**m**ittel**g**esetz	Das Arzneimittelgesetz regelt den Umgang mit Arzneimitteln. Es soll die Menschen schützen, damit sie nur sichere und richtige Arzneimittel bekommen.
BTM	**Bet**äubungs**m**ittel	Medikamente, die das Bewusstsein oder die Stimmung verändern. Oft sehr starke Schmerzmittel. Zum Beispiel: Morphin. Betäubungsmittel können schnell abhängig machen. Betäubungsmittel müssen in einem abschließbaren Schrank aufbewahrt werden. Jede Entnahme muss dokumentiert werden.
BtMG	**Bet**äubungs**m**ittel**g**esetz	Das Betäubungsmittelgesetz regelt den Umgang mit Betäubungsmitteln. Es soll verhindern, dass Betäubungsmittel missbräuchlich verwendet werden.
BtMVV	**Bet**äubungs**m**ittel-**V**erschreibungs-**v**erordnung	Die BtMVV regelt, wie Ärzte BTM verschreiben dürfen. Um Missbrauch zu vermeiden, sind Formulare, Mengen und Sicherheitsregeln vorgeschrieben.
GHS	**G**lobally **H**armonised **S**ystem	Das GHS ist ein System für Gefahrstoffe und wird überall auf der Welt gleich benutzt. Das GHS kennzeichnet und kategorisiert gefährliche Stoffe. Zum Beispiel zeigt es, ob ein Stoff giftig, ätzend oder brennbar ist. Das steht auf der Verpackung oder auf dem Behälter.
KHK	**K**oronare **H**erz**k**rankheit	Verengte Herzkranzgefäße. Das Herz bekommt nicht mehr genug Sauerstoff. Es kommt zu dauerhaften Schäden. Symptome: Atemnot und Engegefühl in der Brust.
NSAR	**N**icht-**s**teroidale **A**nti**r**heumatika	Medikamentengruppe. Diese Medikamente wirken: schmerzlindernd, fiebersenkend und entzündungshemmend.

Abkürzung	Bedeutung	Erklärung
RAAS	**R**enin-**A**ngiotensin-**A**ldesteron-**S**ystem	Regelkreis im menschlichen Körper. Das System steigert den Blutdruck. Dafür schüttet es verschiedene Enzyme und Hormone aus.
Tab.	Tabelle	
z. B.	zum Beispiel	

Fachwörter

Im Buch ist eine Auswahl von Fachwörtern fett gedruckt und gelb hinterlegt. Hier finden Sie die Erklärung zu diesen Fachwörtern.

1–10	
10-R-Regel	Eine Merkhilfe zur richtigen Gabe von Medikamenten. Die 10-R-Regel hilft dabei, Fehler zu vermeiden.
A	
Acetylcholin	Ein Neurotransmitter, der Informationen zwischen zwei Nervenzellen übergibt.
Addisonkrise	Eine lebensbedrohliche Notfall-Situation. Der Körper hat plötzlich zu wenig Kortisol. Symptome sind: Müdigkeit, Erbrechen, niedriger Blutdruck und Blutzucker bis Bewusstlosigkeit und Schockzustand. Ohne Kortisol bricht der Kreislauf zusammen. Darum muss die Addisonkrise sofort behandelt werden. Meistens mit 100 mg Hydrocortison i. v.
Aerosol	Gasförmige Medikamente mit feinen Pulverteilchen oder Flüssigkeitstropfen, die mit einem Inhaliergerät aufgenommen werden.
Agonist	In der Pharmakologie eine Substanz, die eine bestimmte Reaktion auslöst. Ein Agonist fungiert als „Spieler“. Er aktiviert einen Rezeptor und löst eine Wirkung im Körper aus. Wirkt ähnlich wie ein körpereigener Botenstoff. Gegenteil: Antagonist.
Anabolismus	Reaktionen des Stoffwechsels zum Aufbau chemischer Verbindungen
Analgesie	das Schmerzempfinden unterdrücken oder aufheben
Analgetika	Medikamente gegen Schmerzen
Antagonist	In der Pharmakologie eine Substanz, die einer Wirkung entgegenwirkt. Ein Antagonist fungiert als „Gegenspieler“. Er bindet sich an einen Rezeptor im Körper, löst aber keine Wirkung aus. Er blockiert den Rezeptor. Gegenteil: Agonist.
Antiinfektiva	Medikamente, die Erreger bekämpfen, die den menschlichen Körper krank machen.
Antitussiva	Medikamente, die den Hustenreiz mildern oder unterdrücken.
apothekenpflichtig	Das Medikament darf nur in Apotheken verkauft werden, weil es fachliche Beratung braucht. Ein Rezept wird nicht benötigt.
Applikationsart	Ort und Art der Anwendung, wie ein Medikament verabreicht wird. Zum Beispiel intravenös.

A	
Arzneimittel	Ein Stoff oder mehrere Stoffe. Arzneimittel helfen, eine Krankheit zu erkennen, zu behandeln oder zu verhindern.
Asthma bronchiale	chronische entzündliche Erkrankung der Atemwege
B	
bakteriostatisch	stoppt das Wachstum von Bakterien
bakterizid	tötet Bakterien ab
Betäubungsmittel (kurz: BTM)	Medikamente, die das Bewusstsein oder die Stimmung verändern. Oft sehr starke Schmerzmittel. Zum Beispiel Morphin. Betäubungsmittel können schnell abhängig machen. Sie müssen in einem abschließbaren Schrank aufbewahrt werden. Jede Entnahme muss dokumentiert werden.
Betäubungsmittel-anforderungsschein	Formular für Stationen, um BTM zu bestellen.
Betäubungsmittelbuch (kurz: BTM-Buch)	Im BTM-Buch werden der Bestand und der Verbrauch von Betäubungsmitteln dokumentiert.
Biotransformation	Teil des Stoffwechsels. Der Körper wandelt einen Stoff um, damit der Stoff besser ausgeschieden werden kann.
Blister	Verpackung von einzelnen Tabletten oder Kapseln in Folien
Blutdruck (RR)	Druck des Blutes im Gefäßsystem
Blutgerinnung	Reaktion des Körpers auf verletzte Blutgefäße, um die Blutung zu stoppen.
Blutzucker	Menge der Glukose im Blut, die dem Körper als Energie dient.
Bradykardie	Der Herzschlag ist zu langsam.
D	
Dispenser	Schachtel zum Dosieren von Medikamenten. Die einzelnen Fächer sind beschriftet. Zum Beispiel mit „Morgen“, „Mittag“, „Abend“ und „Nacht“.
Distribution	Ein Wirkstoff wird durch die Blutgefäße im Körper verteilt.
Dosis	Menge, in der ein Medikament verabreicht wird.
E	
Ekzem	Eine Hautentzündung, meistens mit Juckreiz. Die Haut kann auch gerötet sein und Bläschen oder eine Kruste bilden oder nässen.
Elimination	Bedeutet in der Pharmakokinetik: Ausscheidung von einem Medikament. Das kann über den Urin, den Stuhl oder die Atemluft sein. Elimination heißt auch Exkretion.
Embryo	ungeborenes Kind im Mutterleib von der Befruchtung bis zum Ende der 8. Woche der Schwangerschaft
Emulsion	Ein Gemisch aus 2 Flüssigkeiten, die sich normalerweise nicht verbinden. Zum Beispiel: Wasser und Öl.
Endokrinologie	Lehre von den Hormonen
Erhaltungsdosis	Dosis, die bei einer Dauertherapie regelmäßig gegeben wird.
Extrasystolen	zusätzlicher Herzschlag zum normalen Rhythmus
F	
First-In/First-Out	Medikamente werden nach ihrem Verfallsdatum sortiert. Ältere Packungen stehen vor neueren und werden also auch zuerst entnommen.

F	
First-Pass-Effekt	Abbau eines Medikamentes durch die Leber. Manche Medikamente gehen durch die Leber, bevor sie im Körper wirken. In der Leber geht ein Teil des Medikaments verloren und wird ausgeschieden. Deswegen muss die Dosis entsprechend erhöht werden.
Fötus	ungeborenes Kind im Mutterleib nach der Embryonalphase, ab der 9. Woche der Schwangerschaft.
G	
Gastritis	Entzündung der Magenschleimhaut
Gastroenterologie	Lehre der Erkrankungen des Magen-Darm-Trakts
Gerinnungskaskade	Der Körper bildet viele Fibrinfädchen und Thromobozyten (Blutplättchen), die zusammen die Wunde verschließen.
Gewebeschranke	Schranken im Körper, die bestimmte Bereiche schützen. Zum Beispiel: Blut-Hirn-Schranke, Plazenta-Schranke und Übertritt in die Leber.
Globally Harmonised System (kurz: GHS)	Ein weltweit einheitliches System, mit dem Chemikalien gekennzeichnet werden.
Glukokortikoide	Körpereigene Hormone, die in der Nebennierenrinde gebildet werden. Das wichtigste Glukokortikoid heißt Kortisol.
H	
Herzinsuffizienz	Herzschwäche. Das Herz pumpt nicht genug Blut durch den Körper.
hydrophil	Bedeutet: wasserliebend. Hydrophile Stoffe lösen sich gut in Wasser.
Hyperkeratose	Hautveränderung, bei der die Haut zu stark verhärtet und dicker wird.
Hyperthyreose	Überfunktion der Schilddrüse
Hypertonie	zu hoher Blutdruck
Hypoglykämie	Niedriger Blutzucker. Gegenteil: Hyperglykämie, hoher Blutzucker.
Hypothyreose	Unterfunktion der Schilddrüse
Hypotonie	zu niedriger Blutdruck
I	
Ileus	Darmverschluss
Immunsystem	Abwehrsystem des Körpers. Das Immunsystem schützt den Körper vor Krankheitserregern, vor Schadstoffen und vor fehlerhaften Zellen.
Infusion	Flüssige Medikamente, die in Vene oder Bauchhöhle gegeben werden. Infusionen können Lösungen oder Emulsionen sein.
Initialdosis	erste, oft höhere Dosierung zu Beginn der Therapie
Inkontinenz	Die fehlende oder mangelnde Fähigkeit, Urin oder Stuhl zu halten und kontrolliert abzugeben.
Insulin	Körpereigenes Hormon, das in der Bauchspeicheldrüse gebildet wird. Insulin senkt den Blutzucker.
Intertrigo	„Wundsein“ durch Reiben. Zum Beispiel in feuchtwarmen Hautfalten.

K	
Katabolismus	Abbau von Stoffen im Körper. Dabei wird Energie freigesetzt.
Kinetose	Reisekrankheit oder Bewegungskrankheit. Tritt auf, wenn das Gehirn unterschiedliche Signale über Bewegungen erhält. Wie beim Autofahren oder auf einem Schiff. Symptome können Übelkeit und Erbrechen sein.
Kolik	Wehenartige Krämpfe. Die glatte Muskulatur zieht sich krampfhaft und schmerzhaft zusammen. Zum Beispiel im Magen, in der Galle, im Darm oder in den Nieren. Der Schmerz verläuft meistens wellenförmig.
kompetitiver Hemmer	Wettbewerb oder Konkurrenz um den Platz am Rezeptor
Koronare Herzkrankheit (kurz: KHK)	Erkrankung der Herzkranzgefäße durch Arteriosklerose (Verengung der Gefäße)
L	
Ligand	Ein Stoff, der an einen Rezeptor oder ein anderes Ziel im Körper bindet. Er kann dabei eine Wirkung auslösen (als Agonist) oder eine Wirkung blockieren (als Antagonist).
lipophil	Bedeutet fettliebend. Lipophile Stoffe lösen sich gut in Fett.
Lösung	Flüssiges Medikament, in dem der Wirkstoff vollständig aufgelöst ist.
M	
Magen-Darm-Trakt	Der Weg der Nahrung durch den Körper. Er zerkleinert die Nahrung, nimmt wichtige Stoffe auf und scheidet den Rest als Stuhl aus. Dazu gehören: Mund, Speiseröhre, Magen und Darm. Hilfsorgane sind Leber, Gallenblase und Bauchspeicheldrüse.
Metabolismus	Bedeutet Stoffwechsel. Bezieht sich auf alle chemischen Vorgänge im Körper, die einen Stoff verändern, abbauen oder in andere Stoffe umbauen.
Motilitätshemmer	Medikamente, die die Bewegung des Darms verlangsamen.
Mykose	Pilzinfektion
N	
nichtkompetitiver Hemmer	Kein Wettbewerb, sondern der Hemmer bindet an einem anderen Platz am Rezeptor.
O	
Obstipation	Verstopfung
Ösophagus	Speiseröhre
P	
Packungsbeilage	Beipackzettel in der Verpackung eines Medikaments, auf dem wichtige Informationen über das Medikament stehen.
Pankreas	Bauchspeicheldrüse
Parasympathikus	Teil des vegetativen Nervensystems. Der Parasympathikus sorgt für Entspannung und Erholung von Organfunktionen. Gegenspieler: Sympathikus.
Pharmakodynamik	Wirkung des Medikaments auf den Körper. Beschreibt, wie und wo ein Medikament wirkt.
Pharmakokinetik	Weg des Medikaments durch den Körper, von der Aufnahme bis zur Ausscheidung.

P	
Pharmakologie	Wissenschaft über die Wirkung von Medikamenten
Placebo	Scheinmedikament. Eine Substanz sieht aus wie ein Medikament, enthält aber keinen Wirkstoff.
Plasmaspiegel	Gibt an, in welcher Konzentration ein Medikament im Blut vorhanden ist.
R	
Resorption	Aufnahme von Stoffen in den Körper
Rezeptor	Empfänger für Stoffe oder Reize
S	
Seborrhö	Übermäßige Talgproduktion der Haut, die zu fettiger Haut oder Schuppen führen kann.
Struma	Vergrößerung der Schilddrüse. Heißt auch Kropf.
Suppositorium	Fachwort für Zäpfchen. Zäpfchen werden rektal oder vaginal eingeführt und schmelzen dort durch die Körpertemperatur.
Suspension	Gemisch aus einem festen Wirkstoff und Flüssigkeit. Der Feststoff löst sich nicht auf. Bei einem Medikament muss die Suspension vor der Verabreichung gut geschüttelt werden.
Sympathikus	Teil des vegetativen Nervensystems. Der Sympathikus aktiviert die Körperfunktionen zur Leistungssteigerung. Gegenspieler: Parasympathikus.
Symptom	Hinweis für eine bestimmte Erkrankung
Synergismus	Wirkstoffe wirken zusammen stärker.
T	
Tachykardie	Erhöhte Herzfrequenz. Wenn das Herz bei Erwachsenen schneller als 100 Schläge pro Minute schlägt, dann spricht man von Tachykardie.
Tachyphylaxie	Toleranzentwicklung. Bei mehrfacher Gabe hintereinander wirkt ein Medikament schwächer als zu Beginn. Der Körper gewöhnt sich an das Medikament. Nach einer Pause wirkt es wieder normal.
Therapeutische Breite	Abstand zwischen effektiver und letaler Dosis. Je größer die therapeutische Breite, desto sicherer ist das Medikament.
U	
Ulkus	Geschwür
V	
verschreibungspflichtig	Das Medikament darf nur auf Rezept und nur in Apotheken abgegeben werden. Die Anwendung muss ärztlich überwacht werden. Eine falsche Anwendung ist gesundheitsschädigend.
W	
Wechselwirkung	Zwei oder mehrere Medikamente beeinflussen sich gegenseitig. Wechselwirkungen können auch zwischen Medikamenten und Nahrungsmitteln oder Alkohol auftreten.
Wirkungsgipfel	Zeitpunkt, an dem ein Medikament seine stärkste Wirkung im Körper zeigt.

Verwendete Literatur

Bundesministerium der Justiz und für Verbraucherschutz (Hrsg.). Ausbildungs- und Prüfungsverordnung für die Pflegeberufe (PflAPrV). Anlage 2 (zu § 9 Absatz 1 Satz 2) Kompetenzen für die staatliche Prüfung nach § 9 zur Pflegefachfrau oder zum Pflegefachmann. Berlin, 2018. Verfügbar unter: https://www.gesetze-im-internet.de/pflaprv/anlage_2.html (letzter Zugriff: 10.02.2026).

Jelinek, A . Aufbauwissen Pflege Arzneimittellehre. 2. Aufl. München: Elsevier 2025.

Jelinek, A, Steinfartz, P. Arzneimittellehre. Weisse Reihe. 13. Aufl. München: Elsevier 2024.

Lee, J.H., Kuhar, S., Seo, J.-H., Pasricha, P.J., Mittal, R. Computational modeling of drug dissolution in the human stomach: Effects of posture and gastroparesis on drug bioavailability. 2022. https://doi.org/10.1063/5.0096877.

Menche, N., Keller, C. Teigeler, B (Hrsg.). Pflege Heute. 8. Aufl. München: Elsevier 2023.

Abbildungsnachweis

Hinter den Texten zu den Abbildungen steht eine Angabe in eckigen Klammern. Zum Beispiel: [L138]. Diese Angabe nennt den Urheber der Abbildung.

A400	Reihe Pflege konkret, Elsevier/ Urban & Fischer
E273	Mir MA. Atlas of Clinical Diagnosis. 2. A. Philadelphia: Elsevier Saunders, 2003
E438-002	Swartz MH. Textbook of physical diagnosis: History and Examination, 9th Edition, Elsevier 2025
E1040	Hordinsky MK, Sawaya ME, Scher RK. Atlas of Hair and Nails. Philadelphia: Churchill Livingstone, 2000
E1284-002	Stromberg H. Medical-Surgical Nursing: Concepts and Practice. 6.A. Elsevier, 2025
G476-003	Davis K. Mosby's Pharmacy Technician: Principles and Practice. Elsevier Inc. 7. Aufl., 2026
J787	Colourbox.com
J787–105	Colourbox.com/Nenov Images
K115	Andreas Walle, Hamburg
K183	Eckhard Weimer, Würselen
L138	Martha Kosthorst, Borken
L143	Heike Hübner, Berlin
L157	Susanne Adler, Lübeck
L190	Gerda Raichle
L255	Irina Kart, Berlin
L271	Matthias Korff, München
O639	Dr. med. Robert Gürkov, München
R437	Dellas, C.: Crashkurs Pharmakologie. Elsevier/Urban & Fischer, 3. Aufl. 2011.
S007	Sobotta, Atlas der Anatomie des Menschen, Band 1, 20. Auflage, Urban & Schwarzenberg, München, 1993
T127	Prof. Dr. med. Dr. h.c. Peter C. Scriba, München
T188	Bundesopiumstelle, Bonn
T427	PD Dr. Barbara Hermes, Chefärztin der Klinik für Dermatologie und Phlebologie, Vivantes Klinikum im Friedrichshain - Landsberger Allee, Berlin
T500	Prof. Dr. med. Jean-François Chenot, Greifswald
U107	Novo Nordisk Pharma GmbH, Mainz
U241	Berlin-Chemie AG, Berlin
U411	BLISTERpharm GmbH & Co. KG, Mönchengladbach
W188	Bundesdruckerei, Berlin
W329	Bundesinstitut für Arzneimittel und Medizinprodukte (BfArM); https://www.bfarm.de/DE/Bundesopiumstelle/Betaeubungsmittel/Verschreibung/btm-rezept-inhalt.html
X424	Images from www.osha.gov.

Stichwörter

Hier finden Sie wichtige Stichwörter aus dem Buch in alphabetischer Reihenfolge. Die Stichwörter können Sie auf den angegebenen Seitenzahlen nachschlagen. Die Stichwörter stehen so in der Liste, wie die Wörter im Buch vorkommen. Entweder im Singular (Einzahl) oder im Plural (Mehrzahl). Beispiel: Im Buch steht Aknetherapeutika (Mehrzahl). Die Einzahl lautet: Aknetherapeutikum.

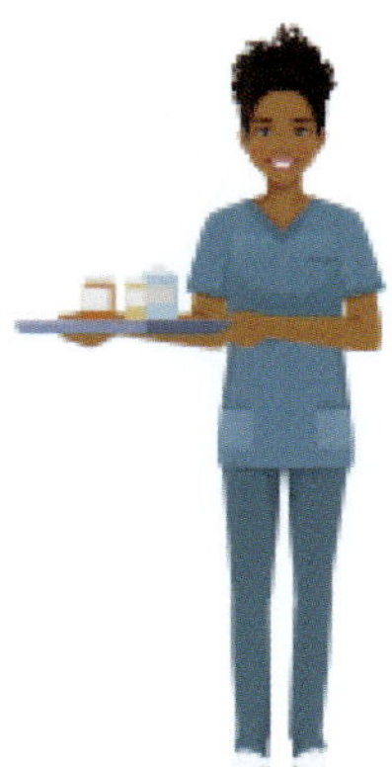

Deutsch lernen
für den Pflegeberuf

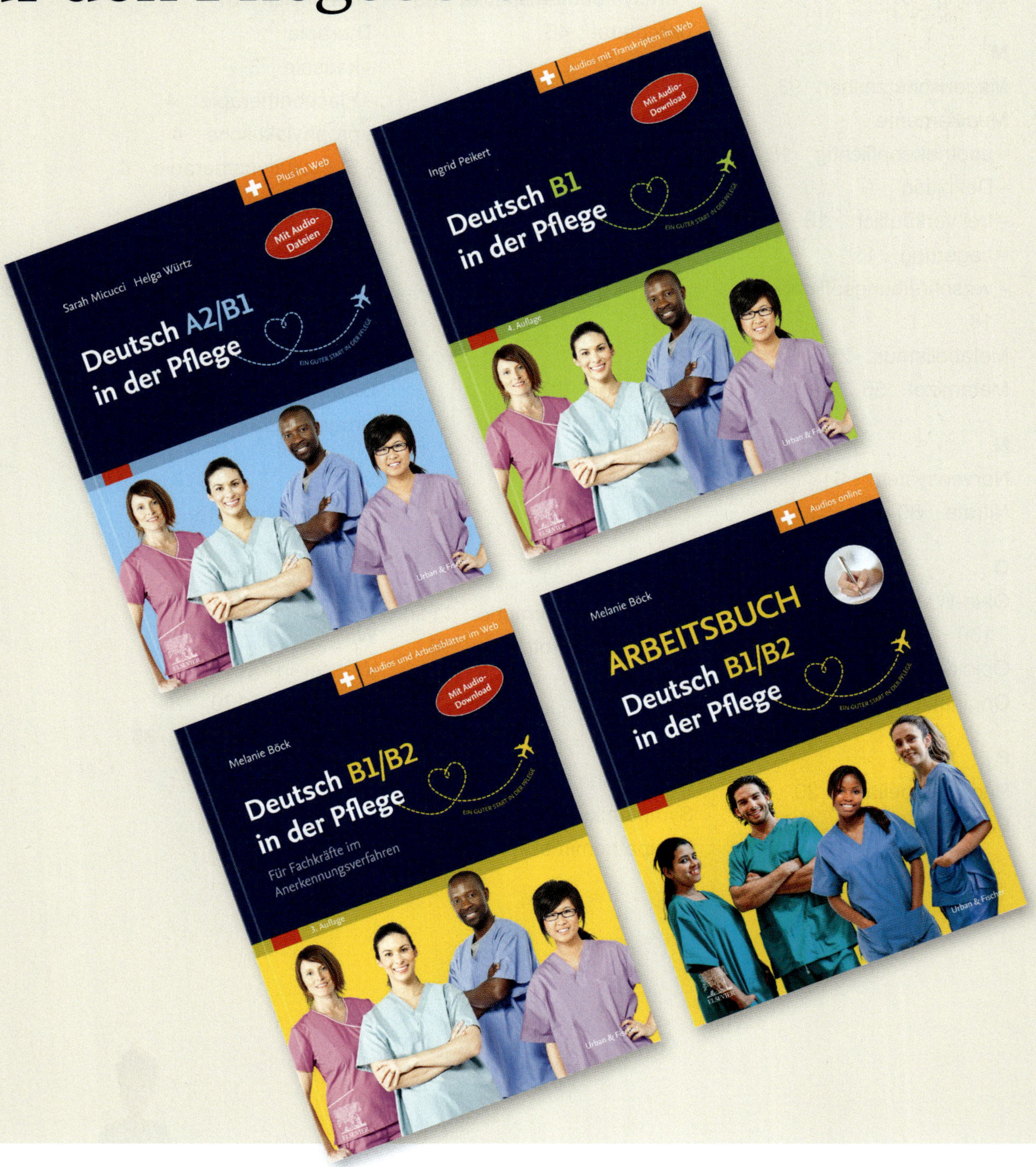

20250122b2 Irrtümer vorbehalten. Stand 05/2025

ELSEVIER

Diese und viele weitere Titel sowie die aktuellen Preise
finden Sie in Ihrer Buchhandlung vor Ort und unter **shop.elsevier.de**